華佗 80 代傳人的凍齡導引術

50歲起這樣練
慢老中醫帶你
增肌減脂、抗發炎、防失智

吳建東──著

目次

自序 活出優雅健康的慢老人生　　　　　　　　　　010

第一部

養生導引

長生不老，永保青春，古今中外的人前仆後繼，
東方醫學幾千年的嘗試錯誤，總結出最有效且安全的方式，
那就是導引之術。

中西一致認證的逆齡術　　　　　　　　　　　　014

- **基本功：撮穀道**　　　　　　　　　　　　　　017
  【改善性功能，減輕頻尿漏尿】

- **基本功：腹式呼吸**　　　　　　　　　　　　　018
  【穩定自律神經，助眠，鍛鍊核心】

- **基本功：馬步**　　　　　　　　　　　　　　　020
  【強化下肢，增強體力，抗老】

- **八段錦：兩手托天理三焦**　　　　　　　　　　023
  【改善氣鬱引起的焦慮不安】

- **八段錦：左右開弓似射鵰** 025
  【強化呼吸系統，改善咳嗽、氣喘、胸悶】

- **八段錦：調理脾胃需單舉** 028
  【改善脹氣、便秘、胃食道逆流】

- **八段錦：五勞七傷往後瞧** 030
  【強健脊椎，改善肩頸腰背痠痛】

- **八段錦：搖頭擺尾去心火** 033
  【解除頭暈腦脹、煩躁不安、睡眠障礙】

- **八段錦：兩手攀足固腎腰** 036
  【改善女性更年期不適，男性攝護腺肥大】

- **八段錦：攢拳怒目增氣力** 040
  【促進氣血循環，強化全身氣力】

- **八段錦：背後七顛百病消** 042
  【清除腦中廢物，放鬆好眠】

- **五禽之戲：手指按摩** 044
  【促進末梢循環，預防手指關節退化】

- **五禽之戲：頭部按摩** 045
  【預防失智，改善落髮及白髮】

- **五禽之戲：臉部按摩** 047
  【穩定情緒，延緩大腦退化】

- **五禽之戲：眼鼻按摩** 049
  【增進視力，減輕鼻塞、流鼻水】

- **五禽之戲：搓地倉** 051
  【減緩牙齦退化，改善口乾舌燥】
- **五禽之戲：耳朵按摩** 052
  【護腦養腎，延緩老化】
- **五禽之戲：鳴天鼓** 053
  【促進腦部氣血循環】
- **五禽之戲：下肢按摩** 057
  【改善水腫，預防靜脈曲張】
- **五禽之戲：虎鬆肩背** 059
  【減輕肩部緊張，降低神經壓迫】
- **五禽之戲：前後虎掌** 061
  【避免肩頸痠痛，手臂僵硬，手指冰涼麻木】
- **五禽之戲：鹿觝蹬蹄** 065
  【鍛鍊臀肌與大腿肌，訓練平衡感】
- **五禽之戲：右／左旋鹿奔** 068
  【避免肌少症，增加代謝，促進熱量消耗】
- **五禽之戲：熊晃鴟顧** 072
  【強健下盤及腰膝，活化眼睛與口腔的肌肉】
- **五禽之戲：白鶴張胸** 075
  【增加肺活量，改善焦慮】
- **五禽之戲：鴟眼顧盼** 077
  【改善視力、肩頸腰背痠痛】

第二部

健腦養心

從古至今，人類都持續對抗著衰老，
衰老與大腦的退化有關，中醫則歸類在心神的範疇，
又稱心為君主之官，心神強健，才能抗衰老。

睡眠障礙 | 一天一定要睡滿八小時嗎？　　082
神經麻痺 | 久坐低頭族引發手麻　　　　　086
情緒調理 | 中藥也能治癒心情？　　　　　089
活化腦力 | 你的大腦細胞仍在成長　　　　092
焦慮不安 | 無法擺脫的負面情緒　　　　　095

第三部

健美體態

人是視覺的動物，第一印象相當重要，
誰不想將外表打理得光鮮亮麗。體態優美的先決條件，
就是由內而外的真正健康。

減重｜體重不是重點，體態才是！　　　　　　100
水腫｜飲食不均、久坐族的困擾　　　　　　　104
腰圍｜許多重要臟器都在腹部　　　　　　　　107
豐胸｜脂肪分布全由基因決定　　　　　　　　111
厚臀｜穩住髖關節，提供行走的動力　　　　　114

第四部

養好氣色

遠望的重點是儀態，近看的重點就是臉色，
是否容光煥發，與身體的健康息息相關。
血氣皆上於面，五臟六腑的健康都會呈現在臉部的氣色上。

婦科病｜從生理期症狀推斷體質　　　　　　　118
疲勞倦怠｜明明沒做什麼，卻一直覺得很累　　121
黑斑｜為什麼更年期後開始長斑？　　　　　　125
青春痘｜不限性別年齡，男女老少皆有　　　　128
氣色不好｜循環不佳讓氣血無法走到肌膚　　　131

第五部

增肌凍齡

肌肉的多寡,關係到身體的年輕程度,
而氣血循環順暢,也與氣色好不好有關,
要看起來年輕不老,就要確保肌肉量與良好的循環。

手腳冰冷｜冷到受不了,甚至無法成眠　　　　　136
腰痠背痛｜原因百百種,你是哪一種?　　　　　139
關節痠痛｜老化是主因,雖然傷人卻是實情　　　143
筋骨僵硬｜天一冷,動作不靈活反應遲鈍　　　　147
肌肉強度｜遠離初老、改善骨鬆的解方　　　　　150

第六部

逆轉抗老

衰老主要由腎氣虧虛、脾胃虛損、痰瘀阻滯所致,
進一步引發五臟六腑的退化,
因此抗老就是要調理腎氣、脾胃與氣血循環。

更年期障礙 | 女性症狀明顯大過男性　　　　　　　　**156**
失智 | 連忘記什麼都不會意識到　　　　　　　　　　**160**
皺紋 | 是老化現象還是壓力太大？　　　　　　　　　**164**
頻尿漏尿 | 除了退化，也可能有其他因素　　　　　　**167**

自序
活出優雅健康的慢老人生

當我還是個學生時，同儕間流行看武俠小說，對於飛簷走壁、吐故納新的修練情節十分熟悉，書中也常常描述身材瘦弱、功力低下的人，在得到大師指導或是拿到什麼秘笈之後，功力突飛猛進。其實許多民間的武術高手，小時候也是身體不好，直到接受鍛鍊之後，才逐漸變成大師。剛好當時的我正是身體羸弱的瘦皮猴，總想學會這些武功，成為行俠仗義的人，因此對練功真心嚮往。

後來一上高中就看到國術社在招生，馬上加入，當年因為體力差，每天練得氣喘如牛，全身痠痛，雖然跟小說裡的氣走丹田、高來高去，相去甚遠，但也算是為將來打下基礎。同時在當時自由不羈的學習環境，允許我們到處摸索，才逐漸了解古代有養生導引這回事，那時聽到華佗除了用藥、針灸、手術以外，還有個很神的五禽之戲，心想這早就失傳了吧。

無巧不巧的，在高中即將畢業之際，聽說住家附近的公園有人在練，隔天一早就跑去跟練，一練之下驚為天人，好像身體裡面某些開關被打開了！於是在同學認真準備大學聯考時，我卻認真在清晨起床去練功，當然這奇葩行為也招來家人一頓罵，但所幸聯考成績還不錯。現在回想，可能也因認真練功才讓腦袋更清晰，甚至還治好家族遺傳的少年白，如今的我不但一頭黑髮，身心狀況更是越

練越好，收益良多。然後，我就這樣一路練了三十年。

後來，自己接觸、學習中醫，才了解這些原來都是同一個系統啊！包括五臟六腑、氣血經絡等等，為什麼要蹲下、站起、前俯、後仰等姿勢，都有其對應的意義，以前讀過的書，老師說過的話，往往如五里霧中、一知半解，現在則豁然開朗。因為就中醫觀點來說，養生導引這類動作，有助於補養先天腎氣、後天脾胃消化吸收，所以會說「身體輕便，腹中欲食」，同時調理先天與後天的元氣，可說是一舉兩得。

研究指出，導引術與對抗老化、防失智有關，哈佛健康雜誌盛讚，與五禽之戲、八段錦這類導引術系出同源的太極，是比超慢跑、瑜伽更有益健康的運動選項。學習新事物可以刺激大腦神經生長，運動促進大腦的氣血循環，有助於給予腦細胞養分、排除代謝產物、降低發炎作用，而且出門社交對於心理健康的維持也相當有幫助。就現代運動生理學而言，這些導引動作的功效包括心肺功能、肌力鍛鍊、伸展運動，同時結合有氧、重訓、瑜伽等好處，而且招式緩和不激烈，確實是特別適合入門者與年長者的運動選項了。

然而，再好的方法要獲得功效，都需要長時間的持續鍛鍊，就算是小說主角也需要幾個月甚至幾年的刻意練習，才能逐漸改變身體的素質。想當年我們可是每週不畏風雨來襲，照樣上山練功，還記得那時不僅口吐白煙，連伸手都冒煙了，現在想想還真佩服當時的毅力。因此建議大家將導引術的練習養成習慣，安排好固定作息，持續鍛鍊，一定會看見自己的改變。

這本書的誕生就是想將自己獲益三十年的導引術與讀者分享，以及學習中醫、開業以來，與患者教學相長的精華與收穫，透過書中各種身心狀況的疑難雜症，如何對應到中醫的養生食療、生活作息處方、緩解的穴道按摩，以及養生導引功法。雖然這些身心問題的解方也適用全齡有需求者，但書寫時確實特別針對開始面對初老的熟齡族群，比起其他中壯年可能更注重抗老議題，希望本書內容能緩解他們的焦慮。

　　期許大家一起改善身上的文明病、慢性發炎體質、身心失調症狀等，活出優雅健康的慢老人生。

第一部

養生導引

長生不老，永保青春，古今中外的人前仆後繼，
東方醫學幾千年的嘗試錯誤，總結出最有效且安全的方式，
那就是導引之術。

中西一致認證的逆齡術

中醫經典中的經典《黃帝內經》總共有《素問》、《靈樞》兩部，各九九八十一篇，總結了中醫學的學說，也奠定了中醫學的理論基礎。其中開卷第一篇就是講養生的〈上古天真論〉，闡述人體成長、變化及衰老的過程，對於如何保持身體健康，延緩衰老，做了相當多的討論，其提出的養生準則，在幾千年後的今天，仍然被中醫界所遵循。

修練肉體與精神，讓身心更強盛

〈上古天真論〉中的理想境界並非幻想、不切實際的長生不老，而是很踏實的「形與神俱，盡終其天年，度百歲乃去」，同時避免「年半百而動作皆衰」，這樣看起來就親切多了。此處提出五個準則，分別是：法於陰陽、和於術數、食飲有節、起居有常、不妄作勞，我們一般解釋為：師法於自然陰陽的變化、遵守中醫養生法、食飲內容有節制、生活起居有規律、不過度勞累身體，其他四項看起來

都沒什麼疑慮，但是和於術數就有點令人納悶。

術數是個完整的理論體系，以陰陽五行等方式預測人的運勢與吉凶，於漢朝開始盛行，也大概是《黃帝內經》成書的年代，因為當時盛行的學說就是陰陽學說，書中會充斥著陰陽五行完全合情合理，這種現象在同時期的其他醫書也會看得到。

後世依據特性的不同，將術數分為山、醫、命、卜、相五種，後面四種大家都知道是什麼，而排在最前頭的山，就是修練，包括肉體與精神，透過修練讓身心更強盛，最終達到「形與神俱」的境界，其方法有很多，最能實際運用的就是養生導引。

歷史上，最有名的養生導引就是五禽之戲，《三國志》記載，五禽之戲是名醫華佗所創，對於養生及身體的鍛鍊，有相當大的益處，據說華佗的徒弟吳普練到九十多歲仍然「耳目聰明，齒牙完堅」。

其次有名就是八段錦，也是在中醫界最被大家推廣的，雖然其源頭不詳，據文字記載，應該在宋朝時就有了，因為僅有八招，簡單易學，且符合中醫生理的精神，讓人輕鬆顧好五臟六腑。

華佗的五禽之戲最具代表性

導引，是用某動作或某些方式，讓人的氣血暢通，筋骨柔韌強盛，以達到身體健康的目的。所謂「導氣令和，引體令柔」，從春秋戰國開始就有以舞蹈或是模仿動物的姿態，配合動作與呼吸，用

以修練身心、藉以長壽的方式。

所以《莊子》說「吹呴呼吸，吐故納新，熊經鳥申，為壽而已矣」，以模仿動物來養生，最有名的應該就是華佗的五禽之戲了，模仿虎鹿熊猿鳥等五種動物，流傳將近兩千年，是最具有代表性的導引術。

其中有從單純的養生中分離出來，融入武術裡，以武術為養生手段的，最有名的應該就屬太極拳了。在醫學界研究最多的導引也是太極拳，從抗衰老、失智症、巴金森氏症，甚至肌纖維疼痛症皆有，雖然研究結果正反面都有，但目前的趨勢仍指向太極拳對這些老化的相關疾病有幫助。

這些導引術招式眾多，系統繁雜，但就研究來說，並不特別指定某種太極拳或導引術才有效，因此我們從中挑選了二十幾組容易學習的動作示範，從基本功到稍微進階的招式皆有，以方便大家循序漸進的練習。

編註：其中部分招式動態示範影片，可於作者 YouTube 頻道上收看。

基本功

撮穀道

功效

就是提肛的動作，是導引中相當基礎且重要的一部分，撮穀道有助於練氣養氣促進任督循環，鍛鍊盆底肌，有助於促進下肢與下腹部的氣血循環，也可改善性功能，減輕頻尿漏尿的症狀。

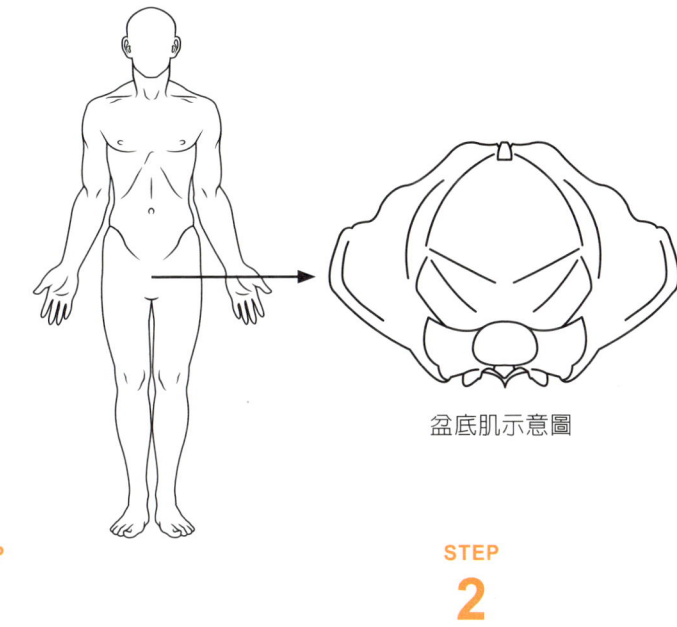

盆底肌示意圖

STEP 1

撮穀道的方式是收縮骨盆底的提肛肌，也就是核心肌群最底部的部分，有些朋友會以臀部或腿部的肌肉用力，那是錯誤的，此時腹部、臀部、大腿的肌肉應盡量放鬆。

STEP 2

我們在練的時候，外表看不出來，因此難以做姿勢的確認，但可以用感覺來體會，就想像大號到一半想把大便夾斷，或是小便中途突然中斷，有點像憋尿，輕輕用力，再慢慢放鬆，從中體會氣血通暢的感覺。

建議次數　　重複約 24 次。

基本功

腹式呼吸

功效

促進任督二脈循環，穩定自律神經，改善腸胃蠕動，同時可鍛鍊核心肌群。行住坐臥皆可練習，若是要幫助睡眠，躺著練效果最好。

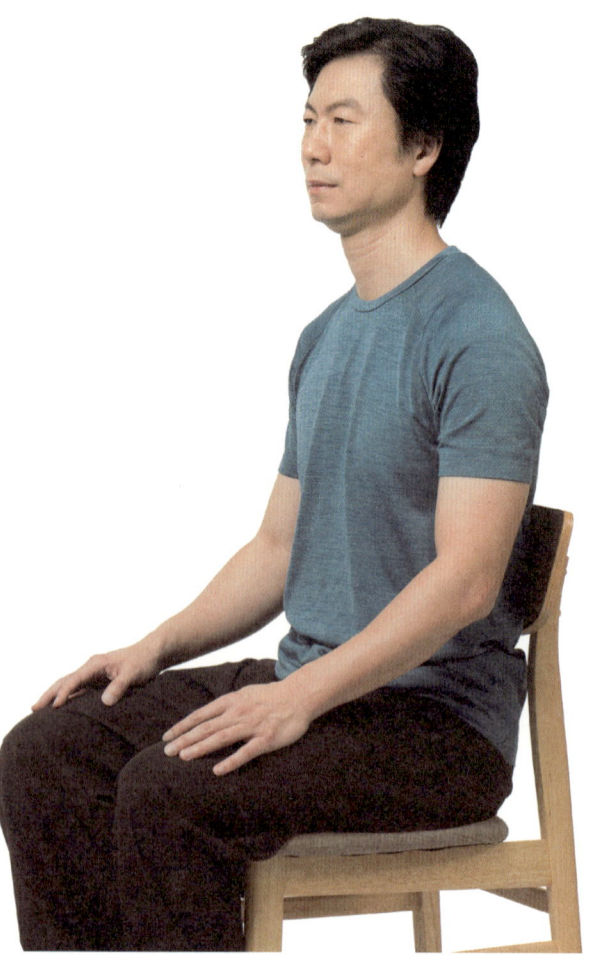

STEP 1

首先身體放鬆，徹底檢視是否有仍未放鬆的地方。

STEP 2

深深吸一口氣，想像氣吸到肚臍，腹部隨之鼓起。

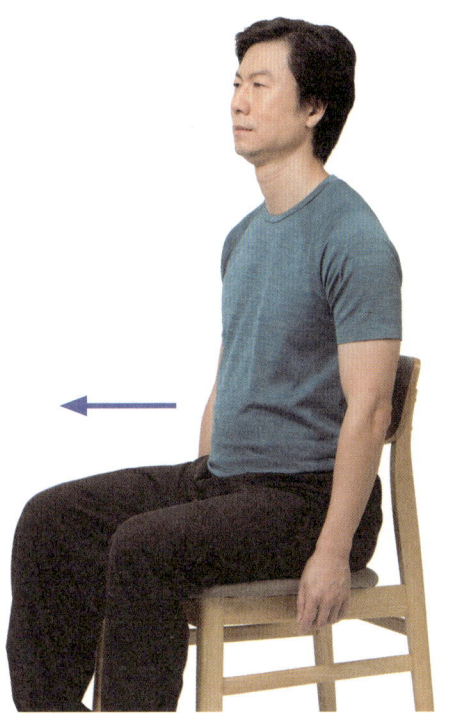

STEP 3

然後放鬆吐氣，腹部隨之凹下。

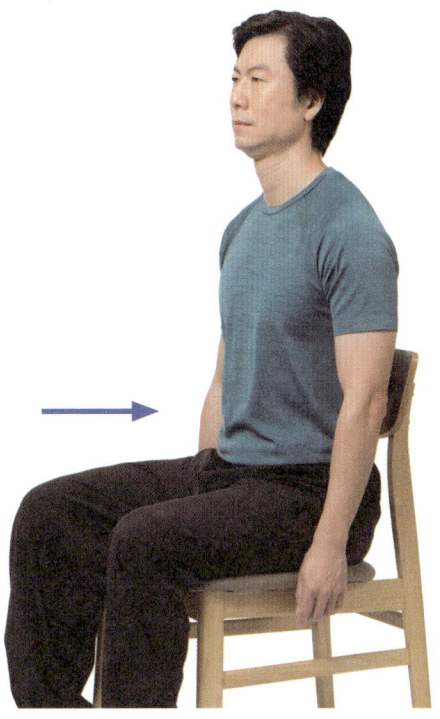

TIPS ❶
此時可呼吸配合數數，由一數到十後，再從頭來，如此循環。

TIPS ❷
如果有睡眠障礙，可在睡前練習，重複以上操作，直到沉沉睡去。

基本功

馬步

功效

馬步是武術及導引氣功的基礎，鍛鍊下盤，強化下肢肌肉，能增強體力抗衰老，同時也能補養肝腎元氣。

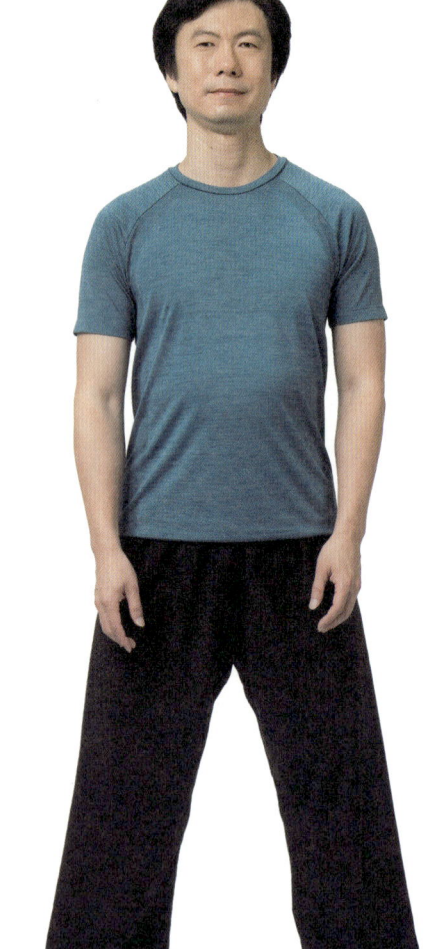

STEP 1

兩腳打開略寬於肩。

STEP 2

上身正直,臀部往後坐下,坐到大腿與地面平行,即可站起。若體力良好,亦可維持蹲姿不用站起。

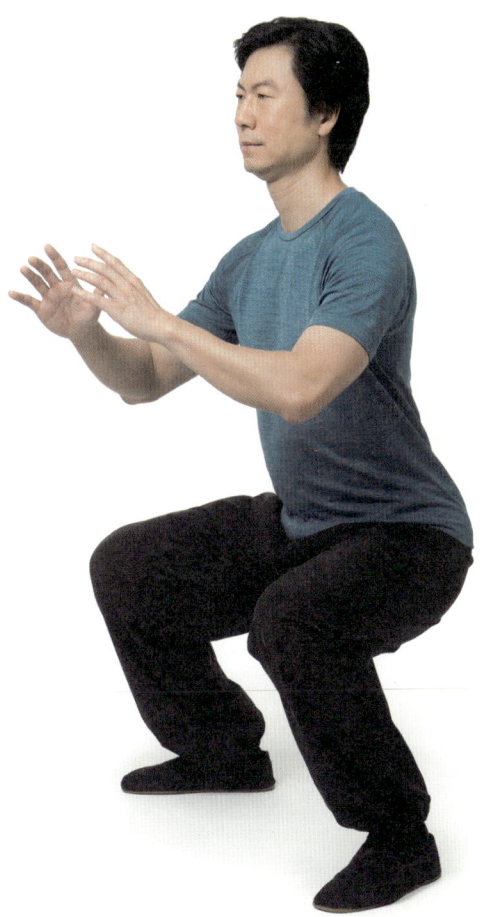
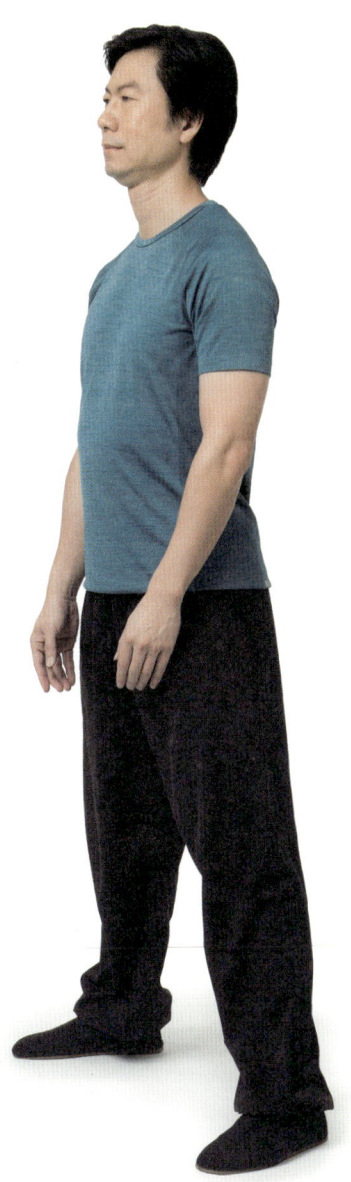

| 建議次數 | 重複約 12 次，共 3 回。 |

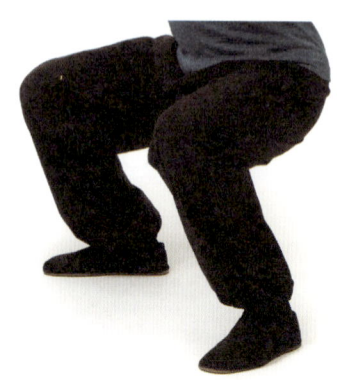

TIPS ❶

膝蓋與腳尖對齊，且勿超出腳尖過多。

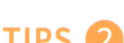

TIPS ❷

若下盤力道不足，可站略高或略窄，以膝關節不痠痛為原則。

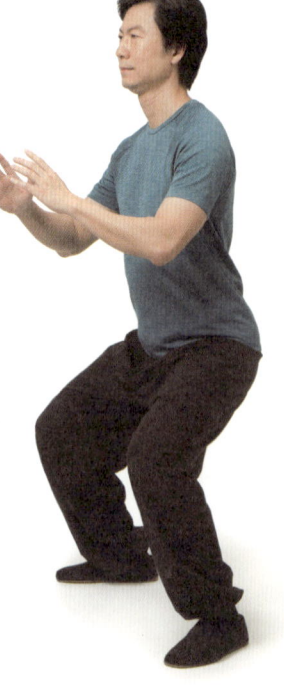
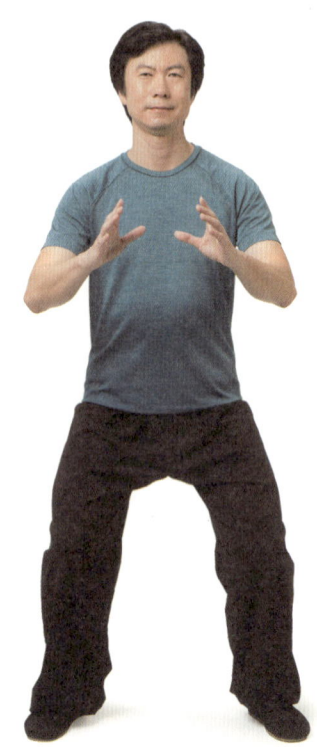

八段錦 — 兩手托天理三焦

功效

可疏通三焦經絡，改善氣鬱所引起的焦慮不安。

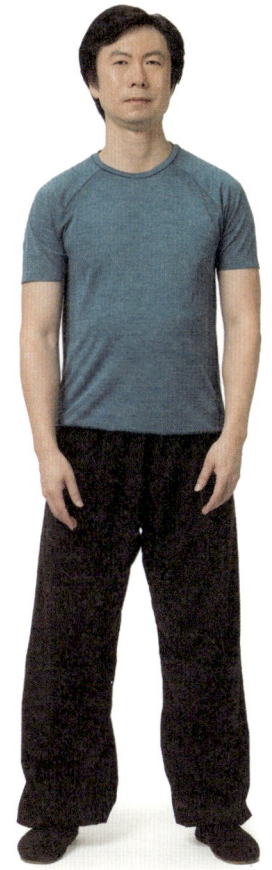

STEP 1

自然站立，身體放鬆，兩腳與肩同寬。

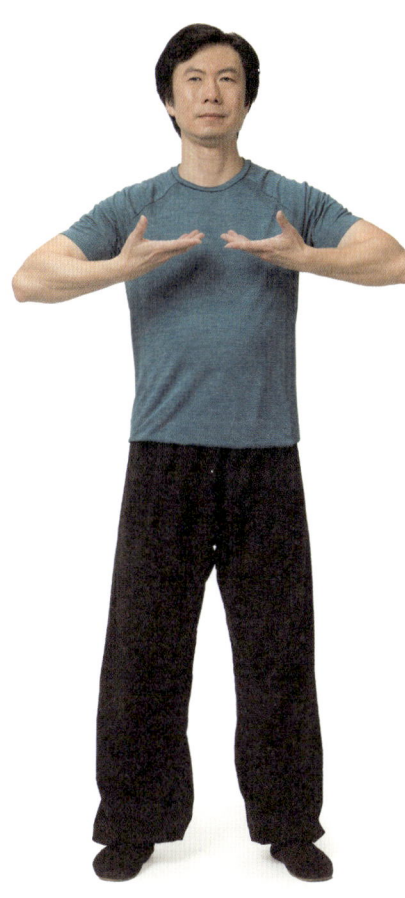

STEP 2

兩手掌心向上抬至胸前。

第一部　養生導引　023

STEP 3

兩手翻掌向上推出,兩臂伸直後,從兩側放下,回到原動作。

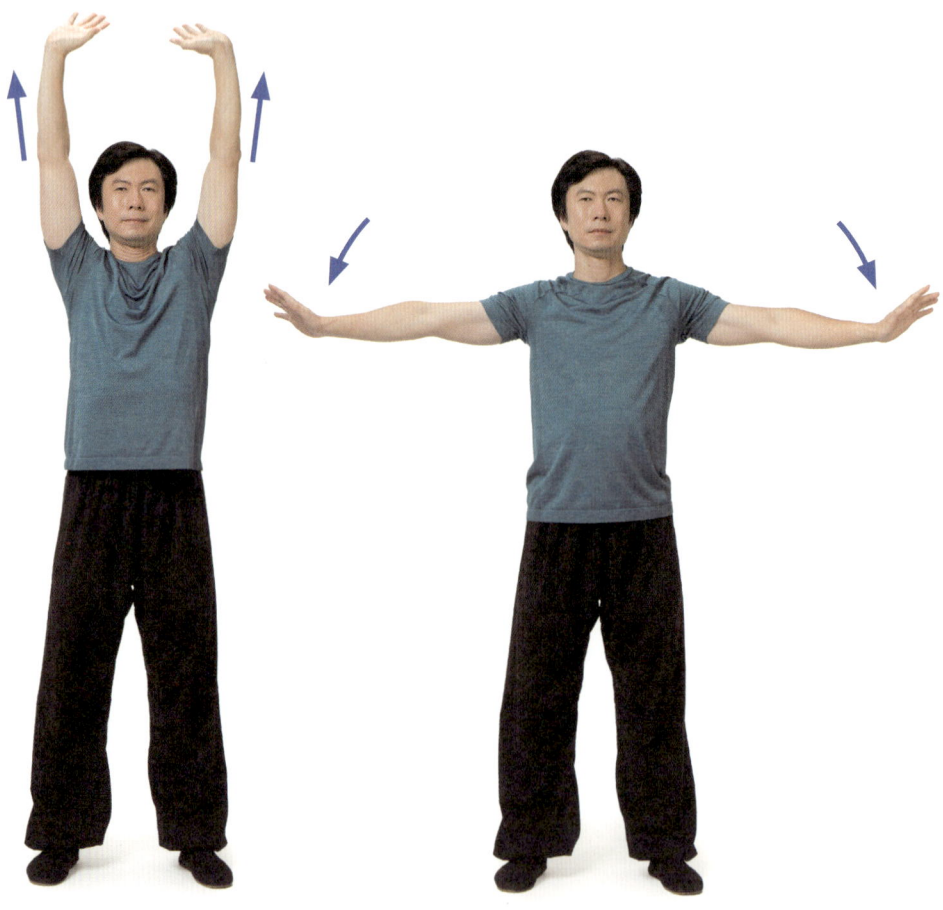

建議次數	重複約 12 次。

八段錦

左右開弓似射鵰

> **功效**
> 伸手張胸，可鍛鍊上肢筋骨，強化呼吸系統，增加肺活量，改善咳嗽、氣喘、胸悶、呼吸不順等胸肺疾病。

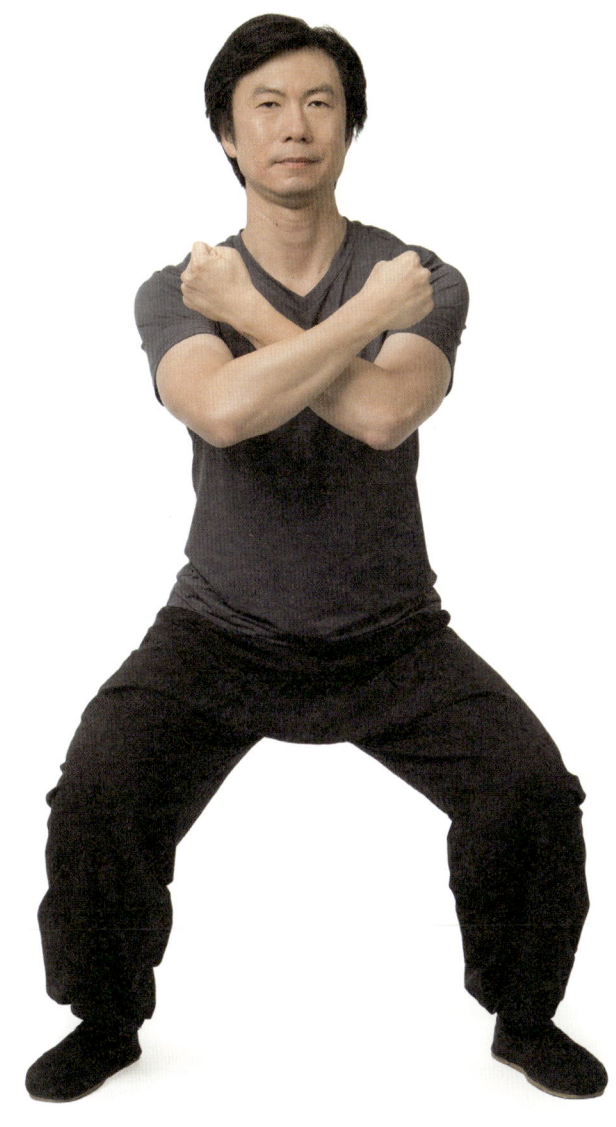

STEP 1

馬步站立，兩手在胸前交叉，右手前左手後。

第一部　養生導引　025

STEP 2

左手比出拇指與食指，往左方伸展，右手手肘往右邊撐開，如拉弦狀。

STEP 3

然後兩手再度於胸前交叉，
換邊再做一次。

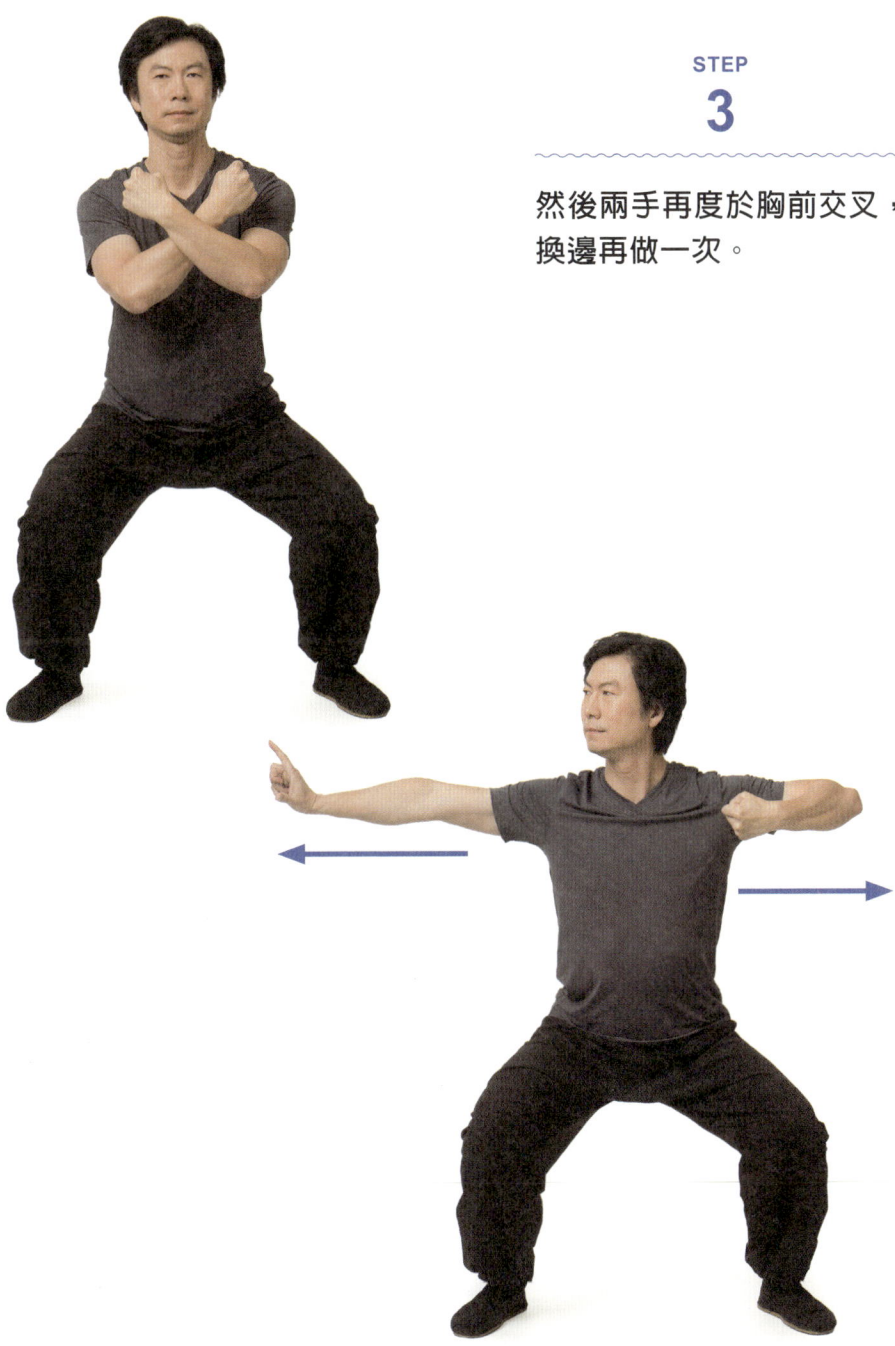

| 建議次數 | 重複約 12 次。 |

第一部　養生導引

八段錦 — 調理脾胃需單舉

功效

可調理脾胃，促進腸胃消化吸收，改善腸胃脹氣、便秘、胃食道逆流等消化不良症狀。

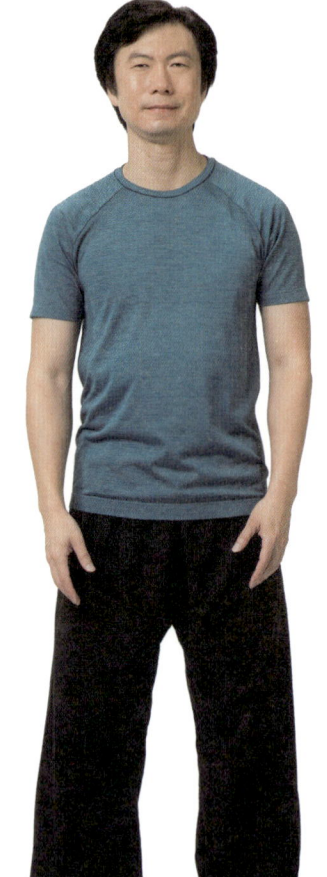

STEP 1

自然站立，身體放鬆，兩腳與肩同寬。

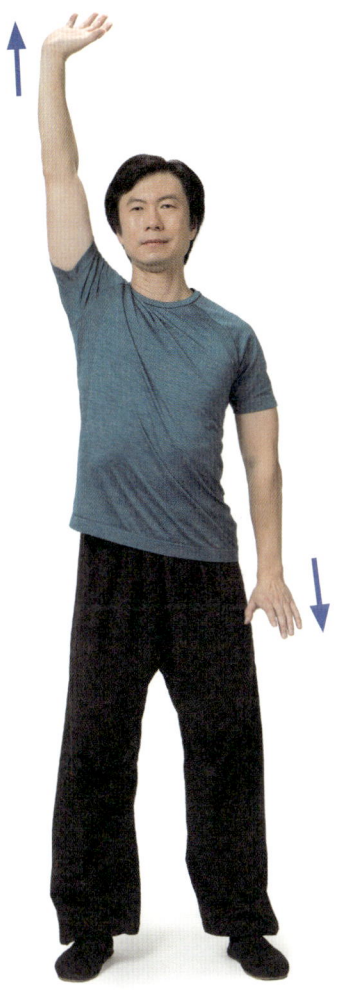
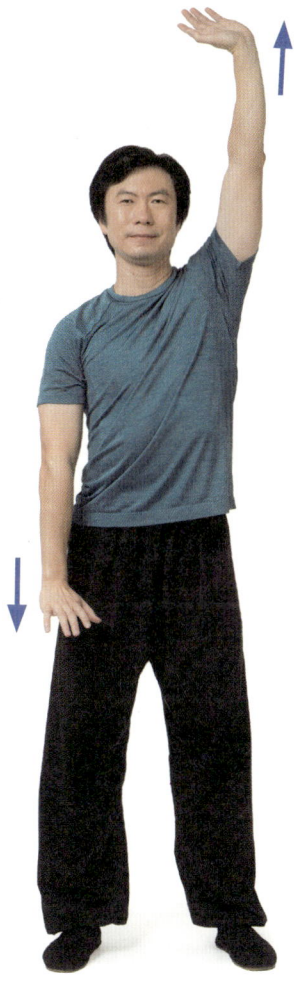

STEP 2

兩手上抬至胸前,右手翻掌向上推,左手翻掌向下按。

STEP 3

兩手回到胸前,交替後換邊做。

建議次數　　重複約 12 次。

八段錦

五勞七傷往後瞧

功效

可強健脊椎、背肌與腰肌，通暢任督二脈，改善肩頸痠痛、腰痠背痛等弊病。

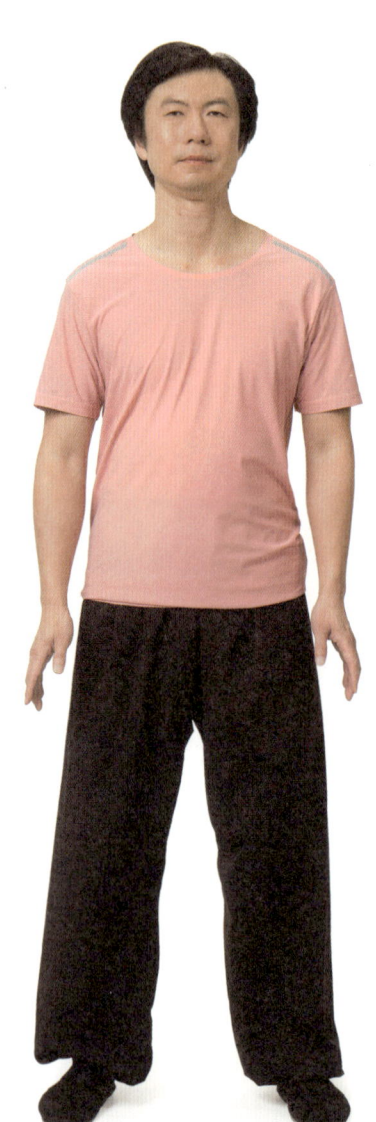

STEP 1

自然站立，兩腳與肩同寬。

STEP 2

膝蓋放鬆微彎,由右側向後旋轉頸椎及腰椎,眼睛看向對側的左腳跟。

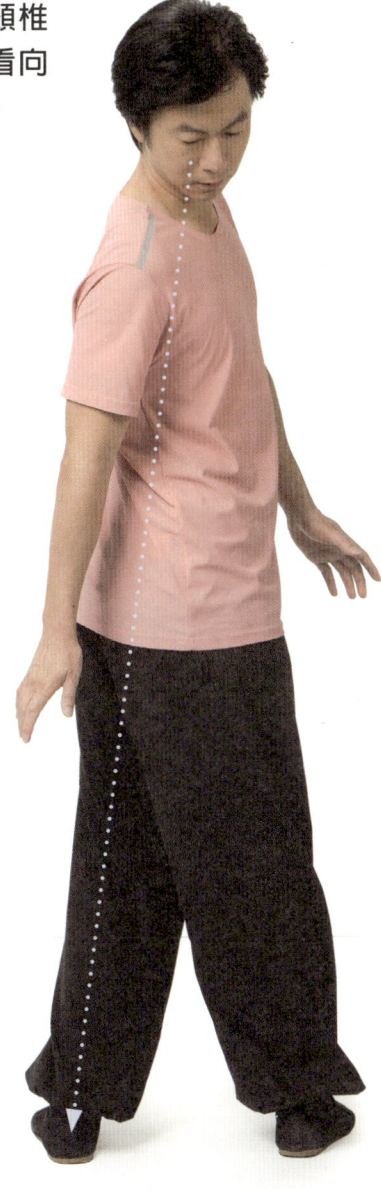

STEP 3

恢復原動作,左右交換再做一次。

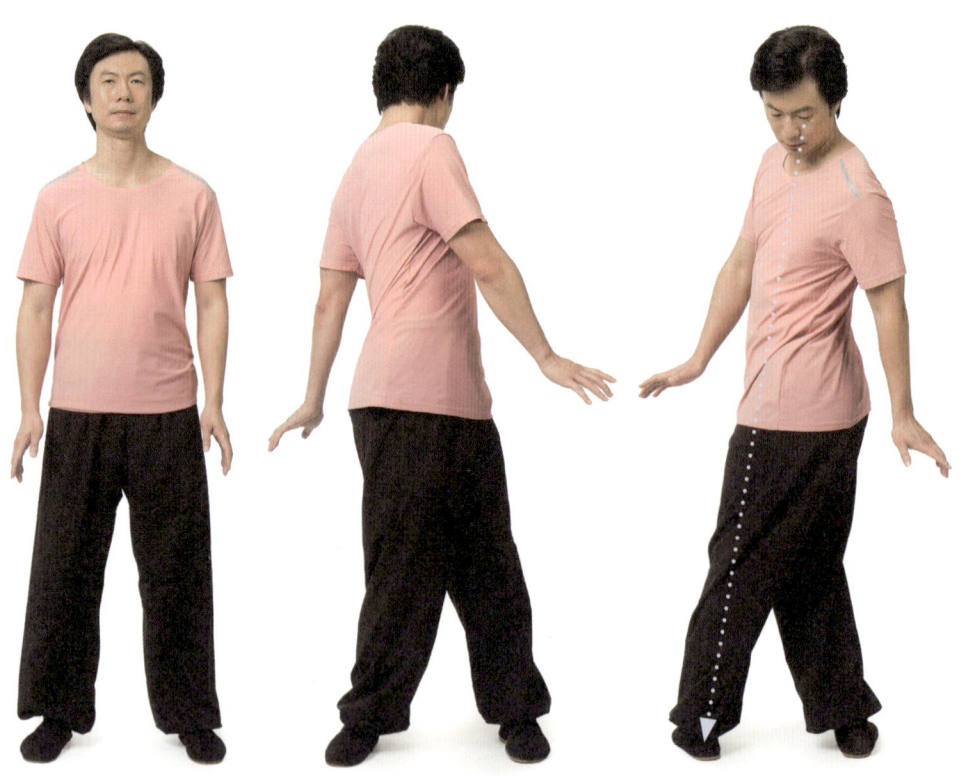

| 建議次數 | 重複約 12 次。 |

八段錦

搖頭擺尾去心火

功效

可引心火下降至丹田，減輕壓力，穩定自律神經，解除頭暈腦脹、煩躁不安的症狀，改善焦慮易怒、睡眠障礙等問題。

STEP 1

馬步站立，兩手置於大腿前側。

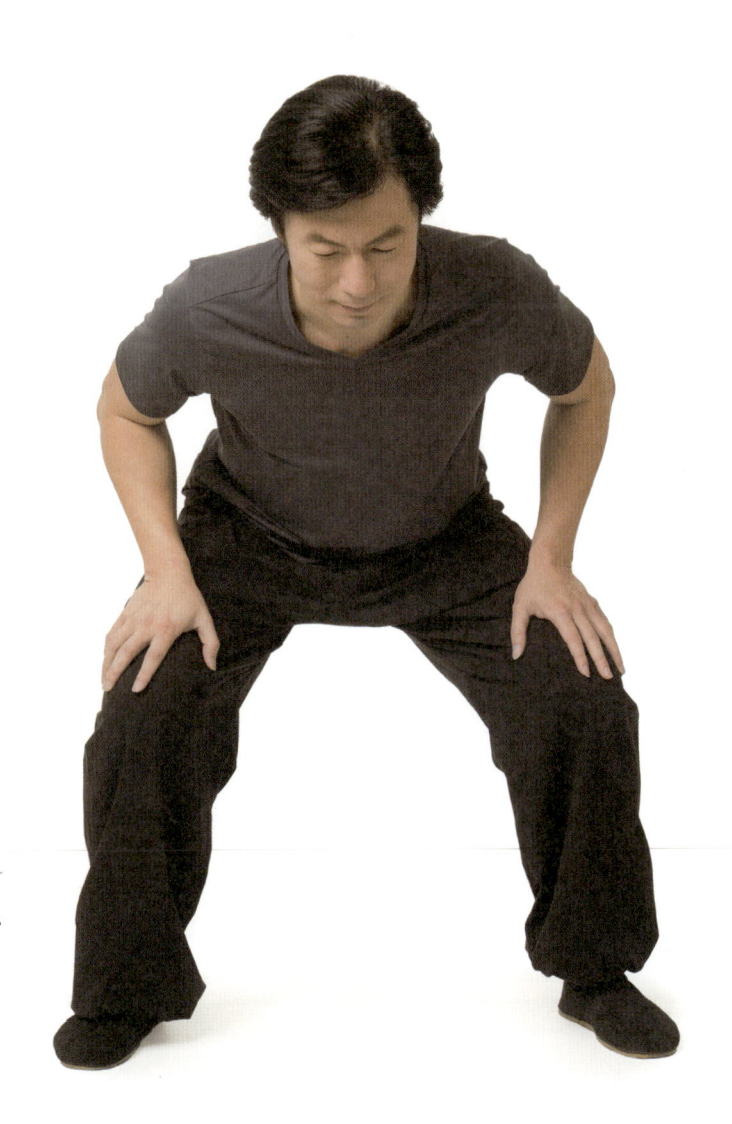

第一部　養生導引　033

STEP 2

以尾閭為軸,先由右前方以順時針方向繞圈。

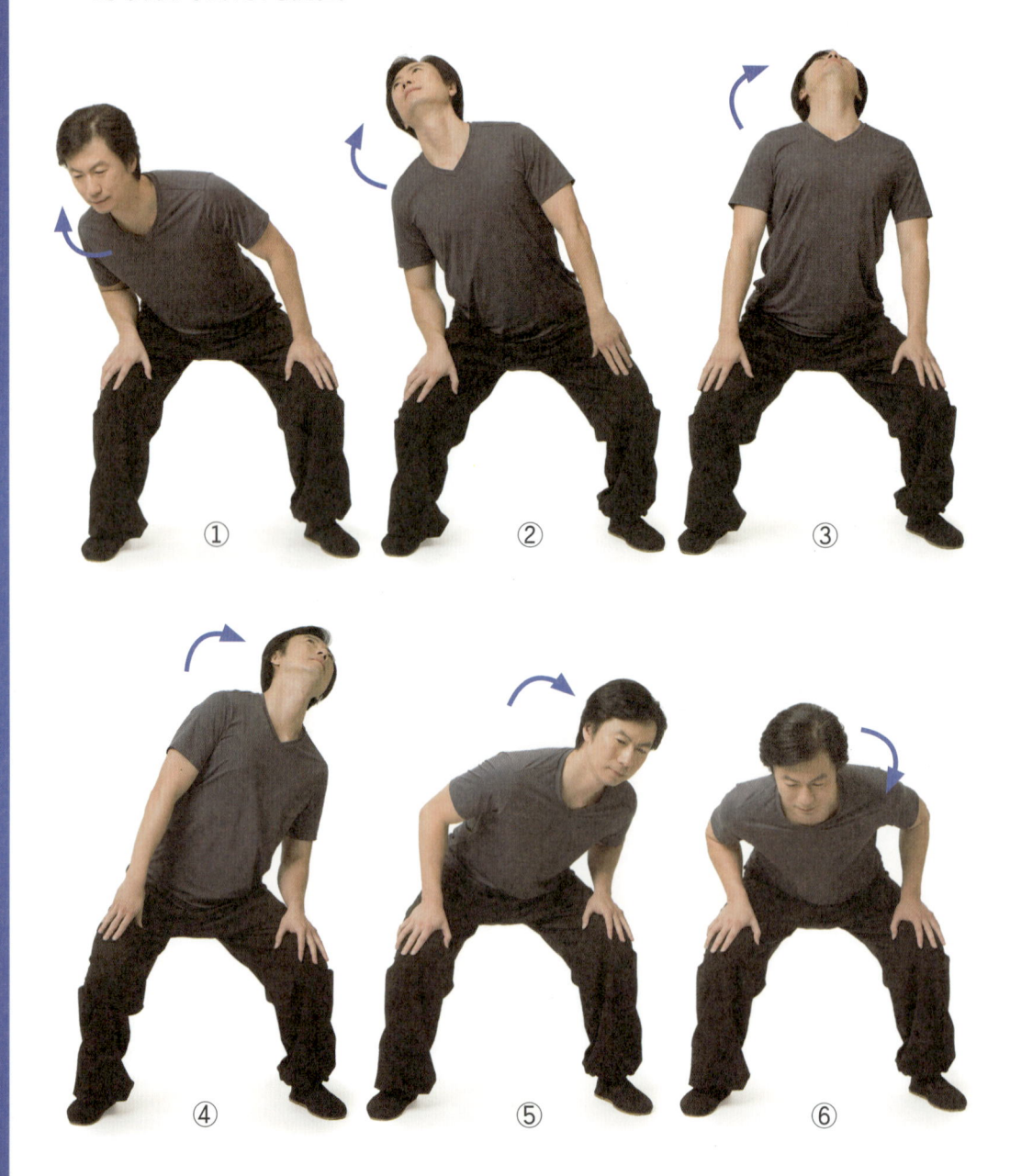

① ② ③

④ ⑤ ⑥

STEP 3

回到原處後,再由左前方以逆時針方向繞圈。

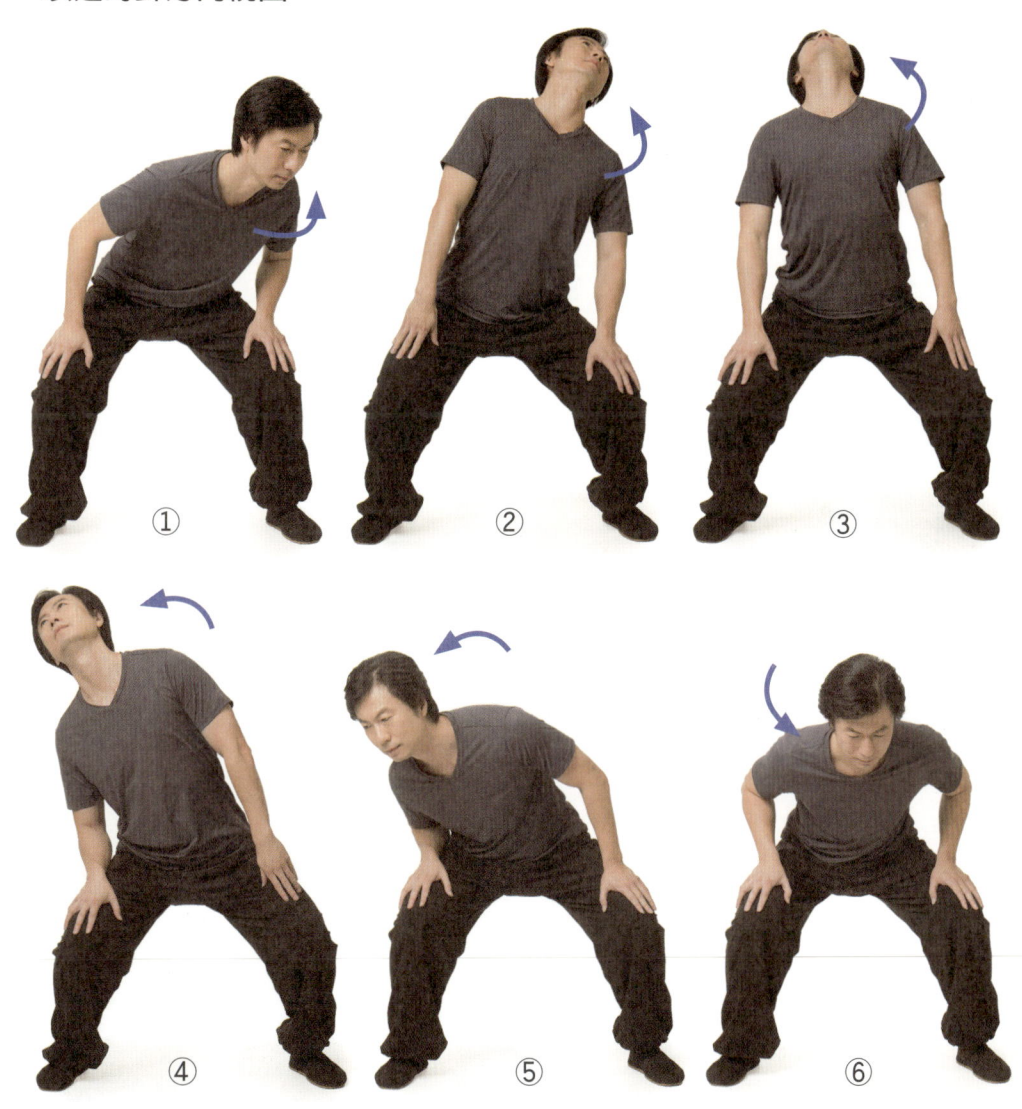

① ② ③

④ ⑤ ⑥

| 建議次數 | 重複約 12 次。 |

八段錦

兩手攀足固腎腰

功效

強固腰部肌肉，補養腎氣，改善腰痠疲勞等症狀，同時可增強性功能，改善女性更年期不適、男性攝護腺肥大等問題。

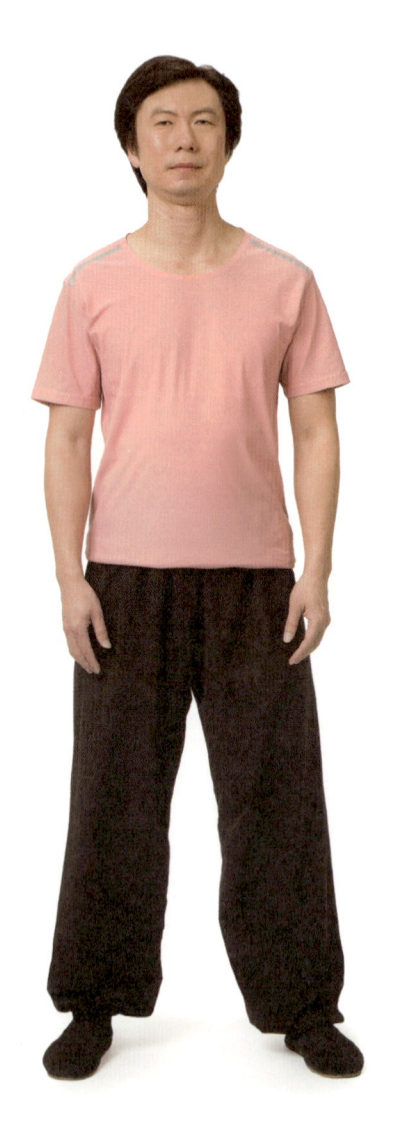

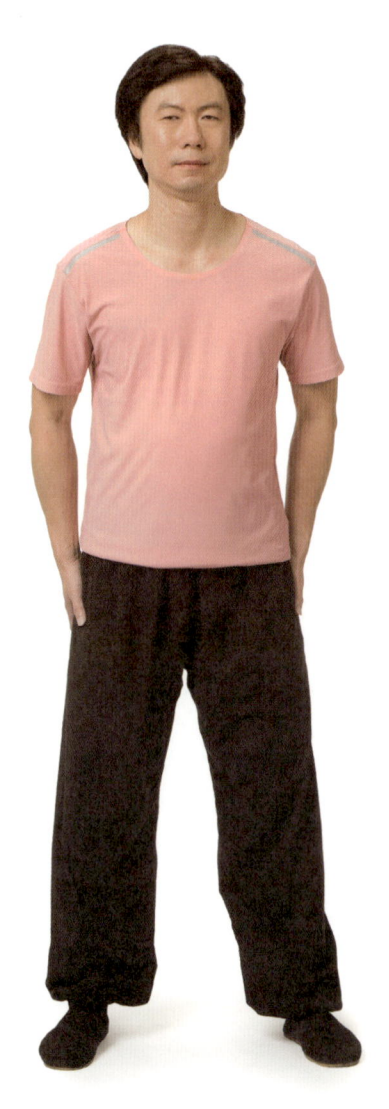

STEP 1

自然站立。兩手由腰部開始沿著兩腿外側往下搓至足跟,盡量伸展髖關節。

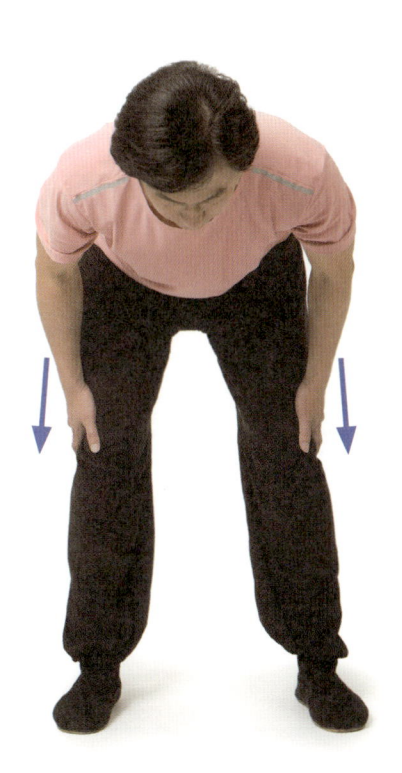

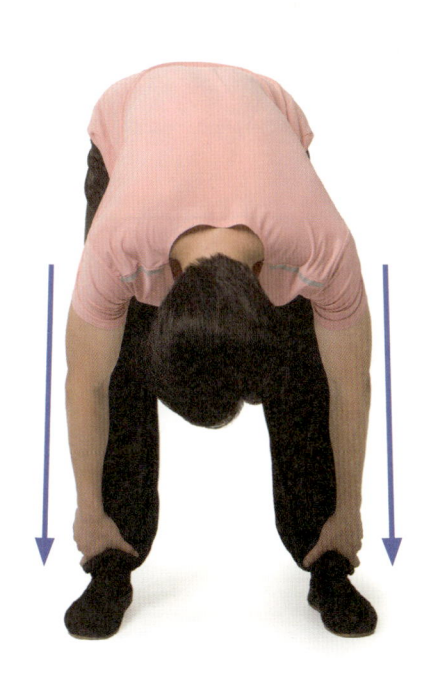

第一部 養生導引 037

STEP 2

再由兩腿內側足踝往上搓至大腿根部，兩手置於腰後，往後仰伸展腰部，兩手放下回到原動作。

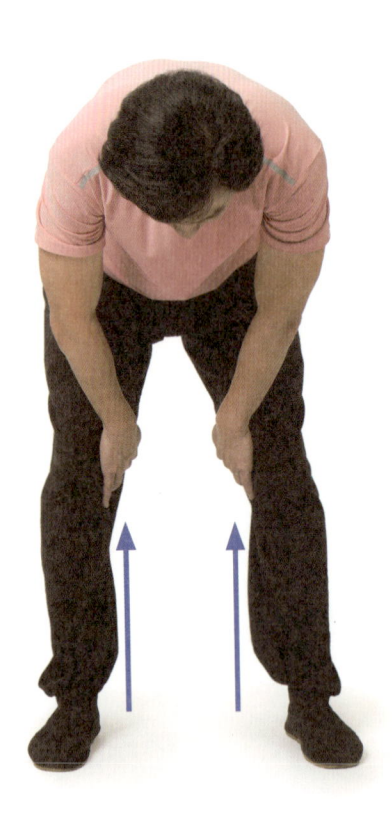

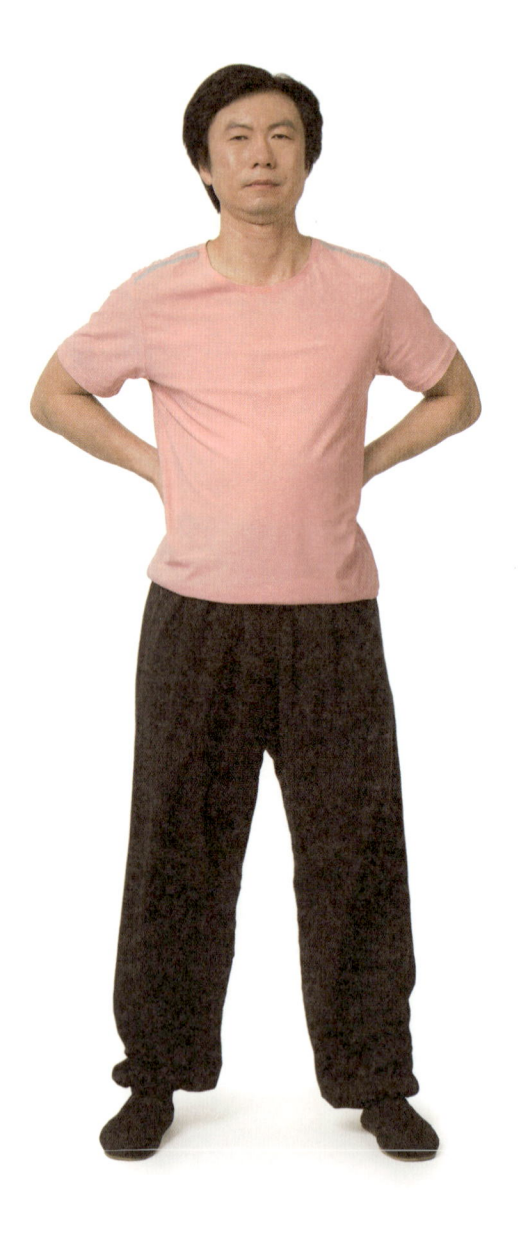

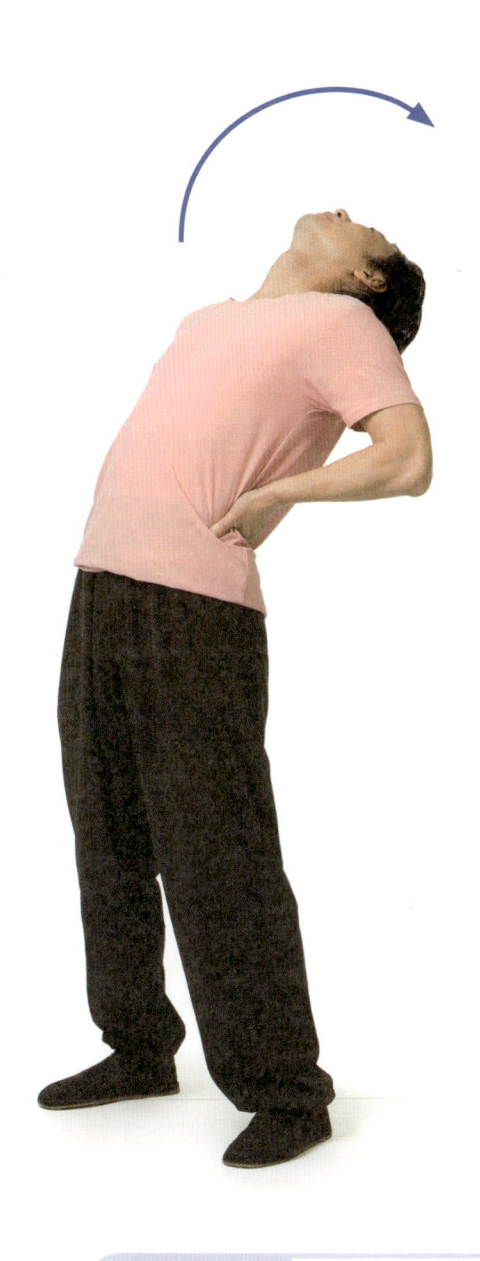

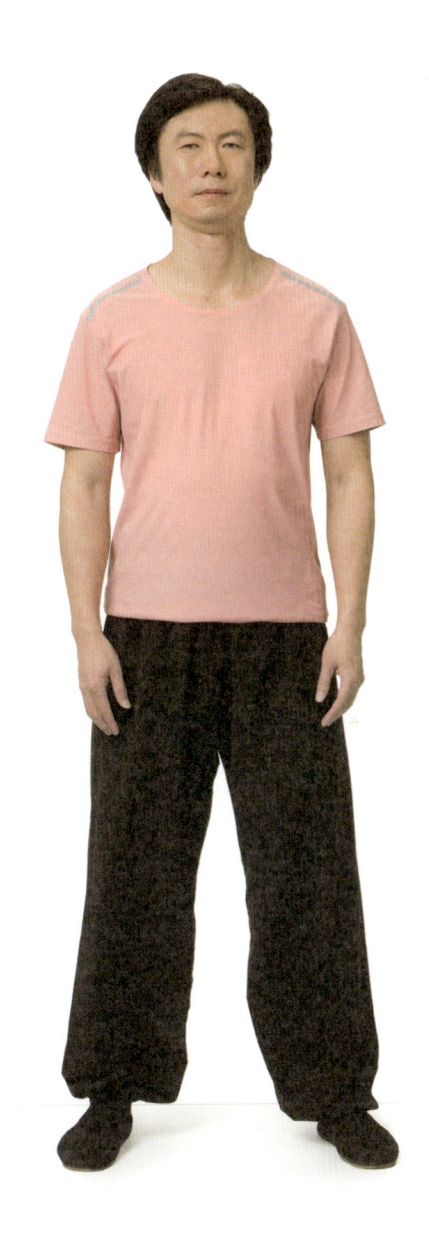

| 建議次數 | 重複 12 次。 |

八段錦

攢拳怒目增氣力

功效

增強下肢肌力，穩固下盤，同時可鍛鍊胸肌背肌，活動面部肌肉，實則可促進氣血循環，強化全身氣力。

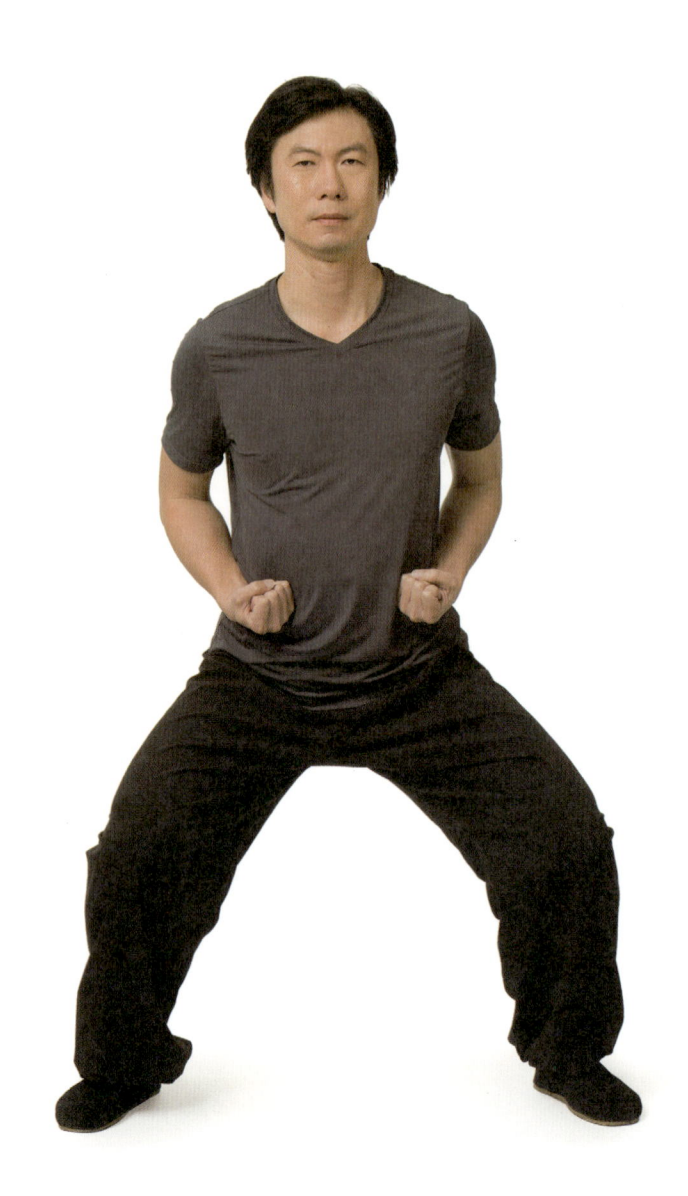

STEP 1

馬步站立，兩手握實拳置於腰際。

STEP 2

兩拳輪流向前擊出,同時兩眼怒視前方。以鼻口吐出哼哈二氣。

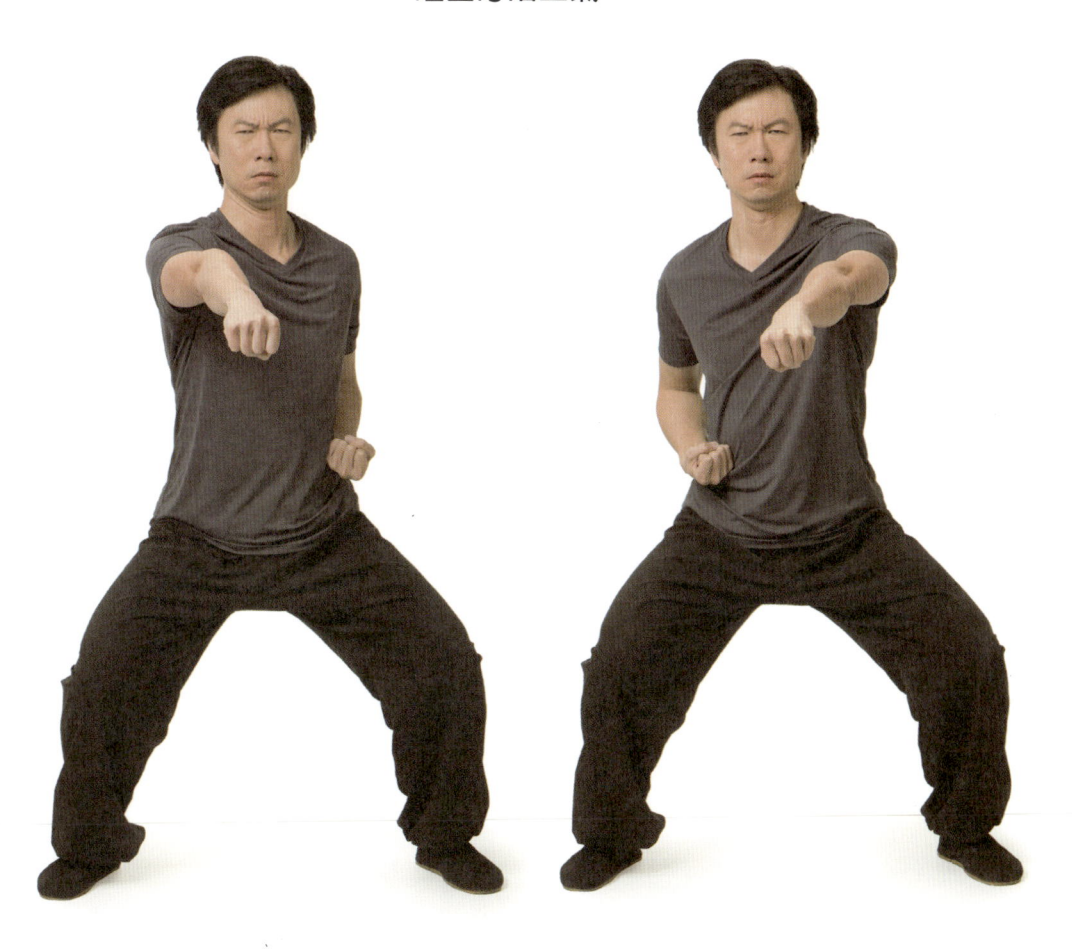

建議次數　此法不拘次數,多多益善。

八段錦

背後七顛百病消

功效

讓鬱滯在腦部的氣血得以下行回歸丹田，改善大腦循環，清除腦中廢物，穩定神經，得以放鬆好眠。

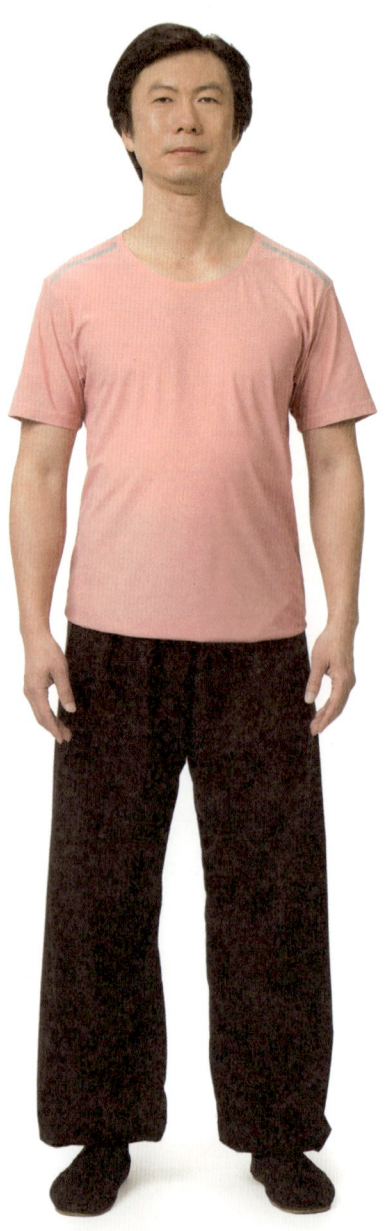

STEP 1

自然站立，身體放鬆，兩腳與肩同寬。

STEP 2

稍稍踮起腳跟,
頭微後仰,
然後放鬆下蹬。

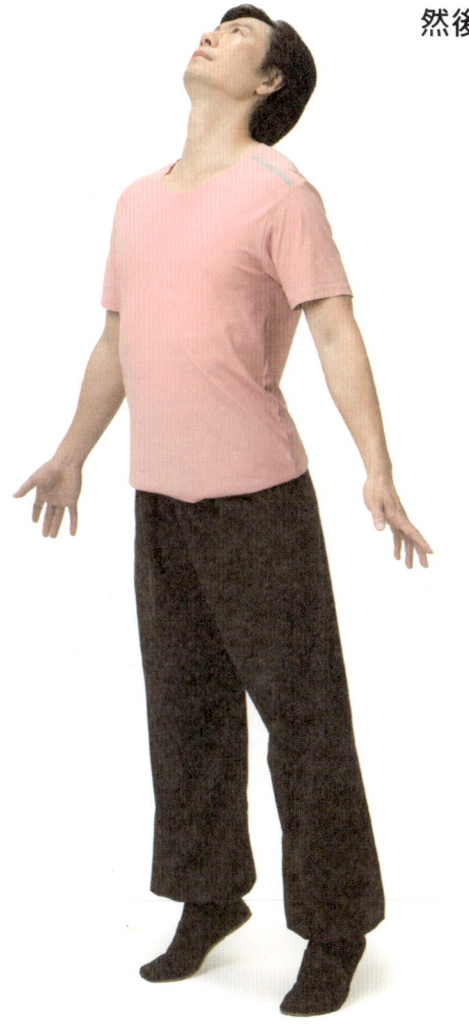

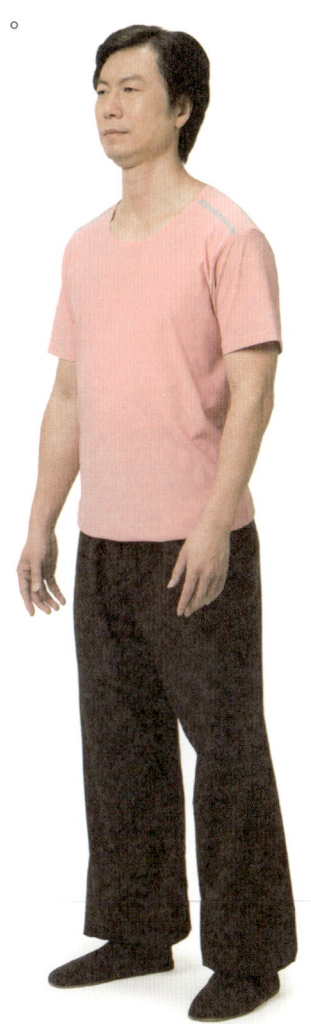

| 建議次數 | 重複約 **12** 次。 |

五禽之戲 — 手指按摩

功效

手指是經絡的末端，按摩手指，可促進手指末稍氣血循環，避免手指末稍冰冷、麻痺，也可預防手指關節退化。

STEP 1

其實就是搓雙手，但與大家熟知的略有不同，因為經絡位於手指的兩側，許多穴位也在手指兩側，我們在搓手的時候，並不是以掌面及手指互相摩擦，而以手指交錯的方式刺激經絡與穴位。

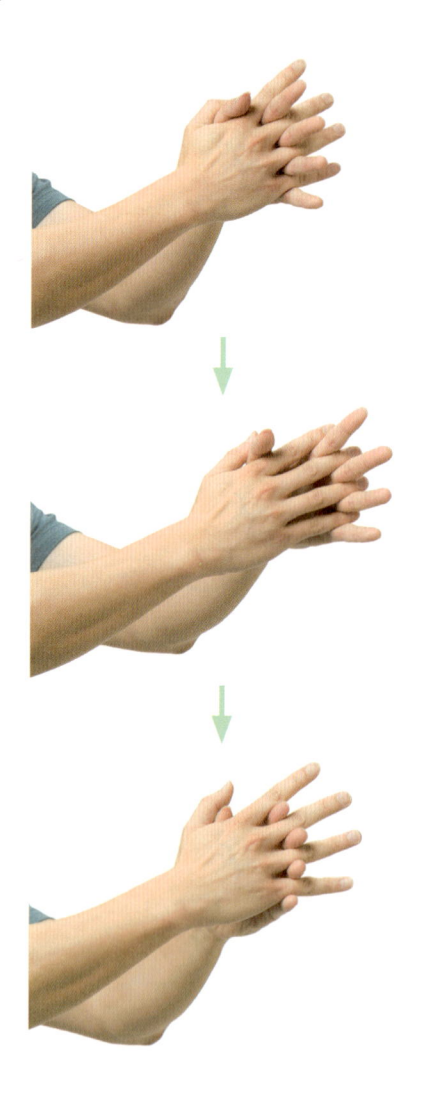

建議次數　重複約 12 次，共 3 回。

五禽之戲

頭部按摩

功效

促進頭部氣血循環,可提神醒腦,預防失智,穩固髮根,改善落髮及白髮,所謂「春三月,每朝梳頭一二百下,壽自高」。

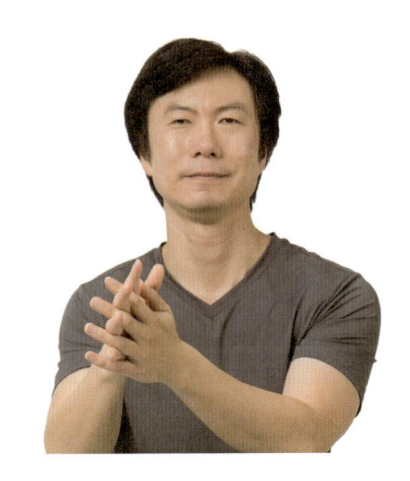

STEP 1

兩手搓熱。

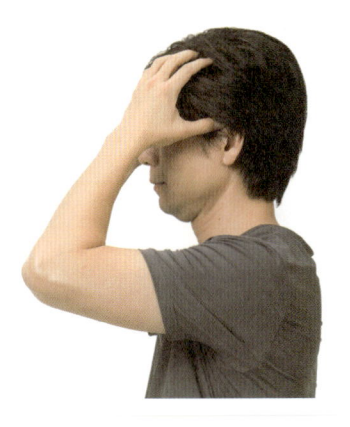

STEP 2

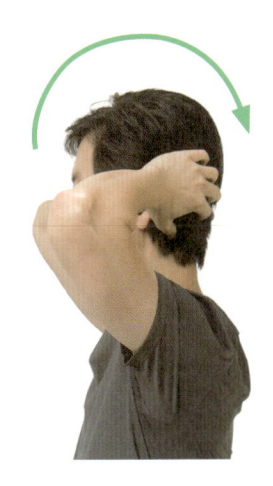

以手指指腹按摩頭皮,由前往後,由後往前亦可。

第一部　養生導引　045

TIPS

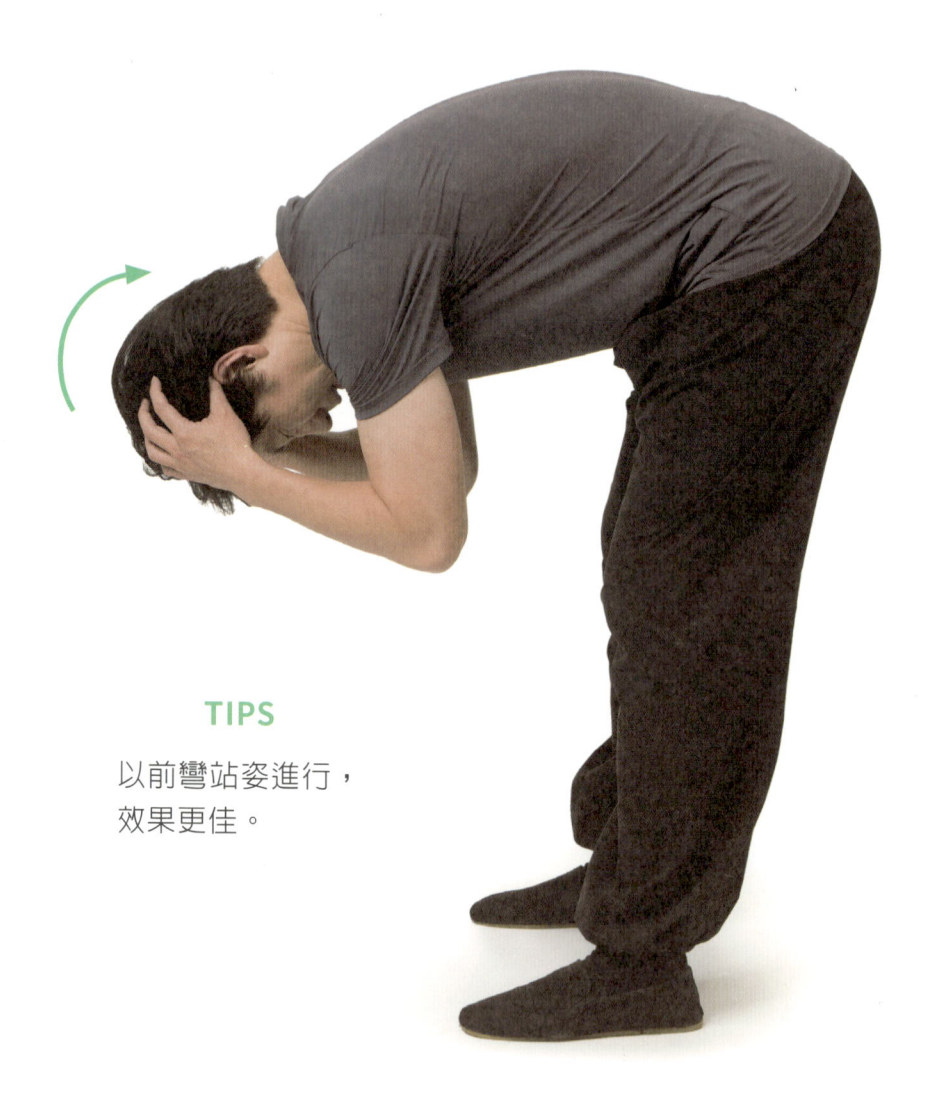

以前彎站姿進行，
效果更佳。

| 建議次數 | 如此重複約 100 至 200 下。 |

五禽之戲

臉部按摩

功效

頭部是經絡交會之處，按摩此處可以促進頭腦氣血循環，提神醒腦，減輕壓力，穩定情緒，同時又能延緩大腦退化。

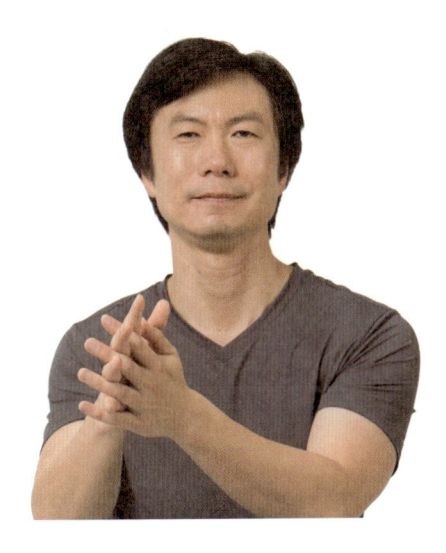

STEP 1

兩手搓熱。

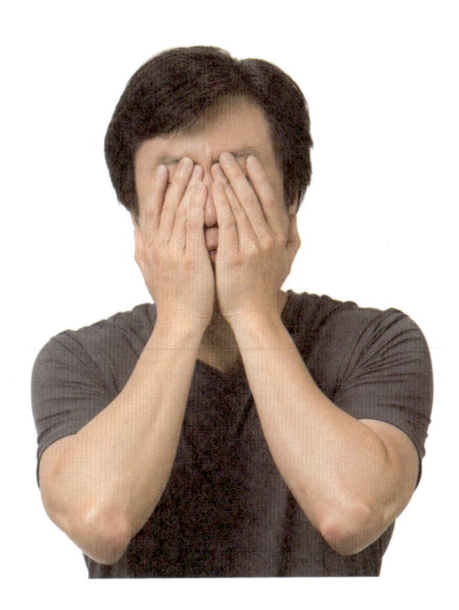

STEP 2

將兩掌貼在臉部中間，以畫圈方式按摩全臉。

第一部　養生導引　047

STEP 3

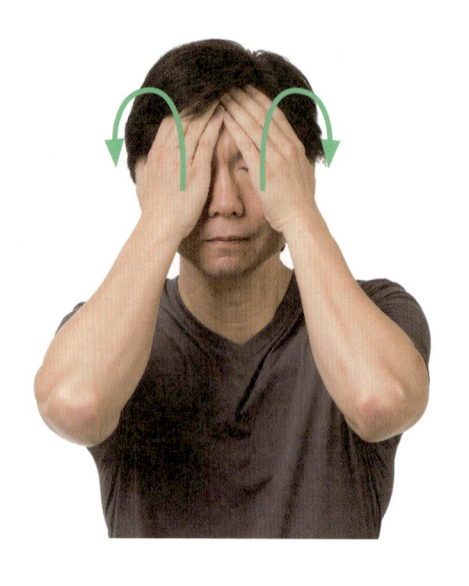

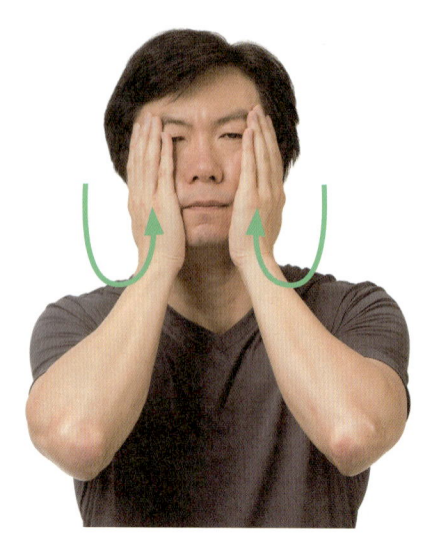

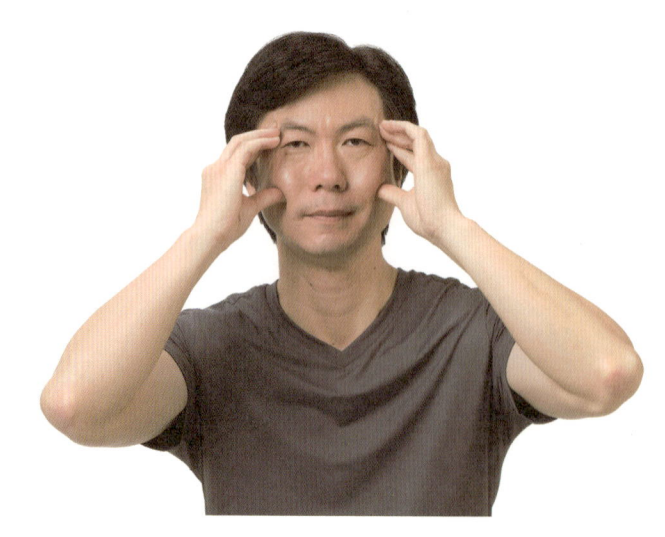

以拇指頂住顴骨下方，以食指按摩太陽穴。

| 建議次數 | 重複約 12 次。 |

TIPS

以前彎站姿進行，效果更佳。

五禽之戲　眼鼻按摩

功效

促進眼周與鼻子的氣血循環，改善眼睛疲勞模糊，增進視力，通鼻竅，減輕鼻塞流鼻水等症狀。。

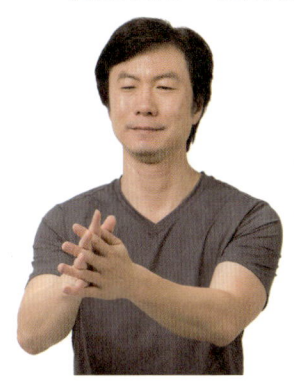

STEP 1

兩手搓熱。

STEP 2

以食指指節頂住太陽穴，以拇指指節按摩兩眼眶上緣與下緣。

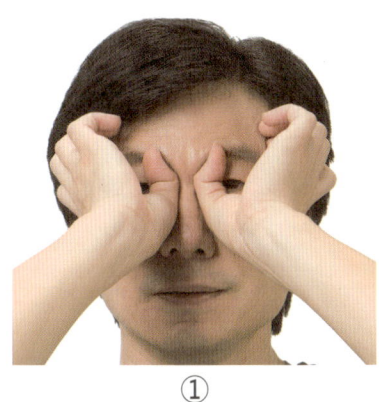

① 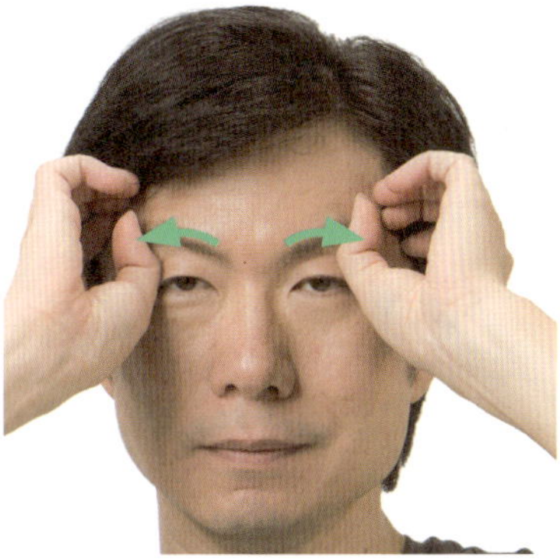 ② 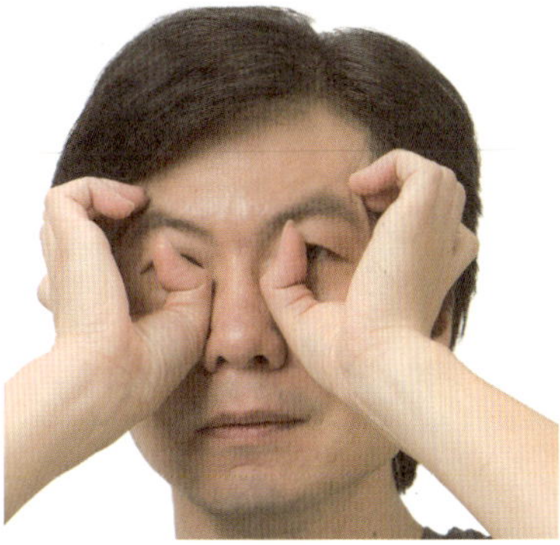 ③ 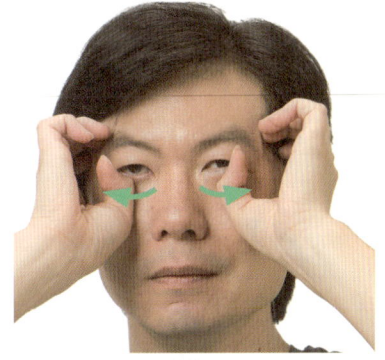 ④

第一部　養生導引　049

STEP 3

接下來以兩手食指向下摩擦鼻翼，鼻孔噴氣。

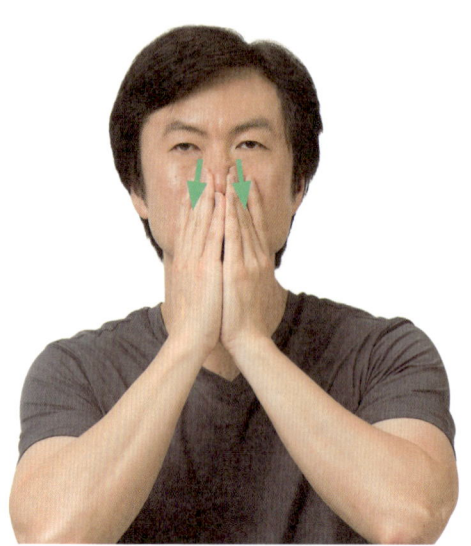

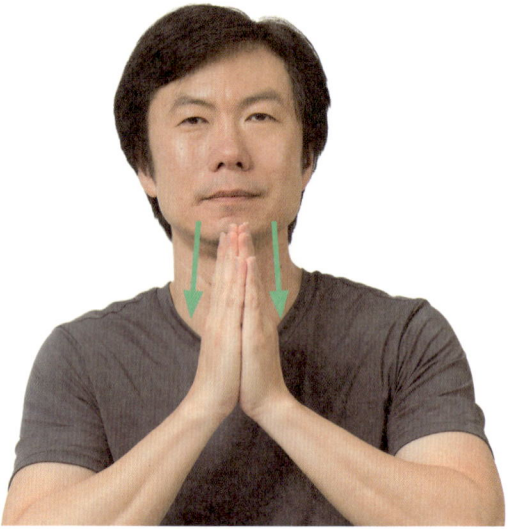

建議次數 　　　　重複約 **12** 次。

TIPS

以前彎站姿進行，效果更佳。

五禽之戲

搓地倉

功效
按摩齒齦，可讓牙齒堅固健康，減緩牙齦退化，還能促進唾液腺分泌，改善口乾症狀。

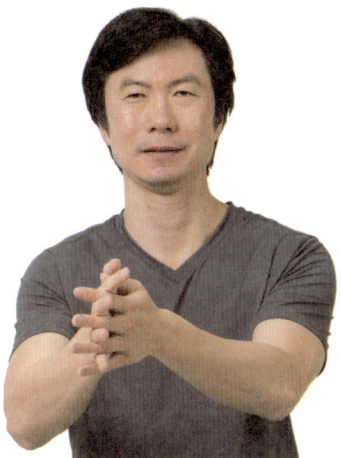

STEP 1

兩手搓熱。

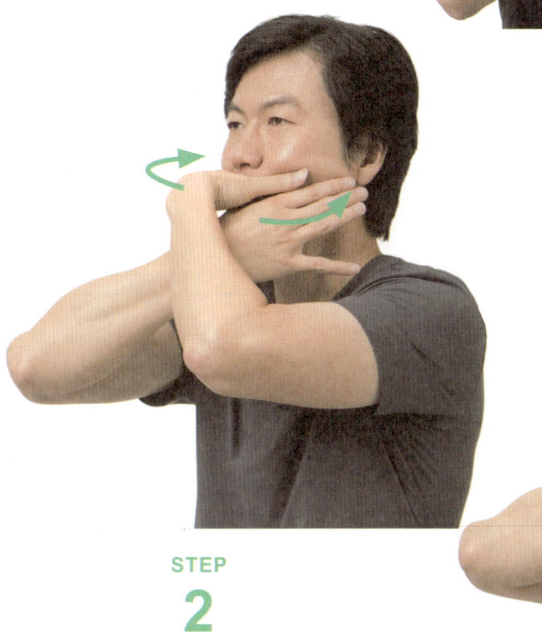

STEP 2

以左手虎口按摩上牙齦、右手虎口按摩下牙齦。

STEP
3

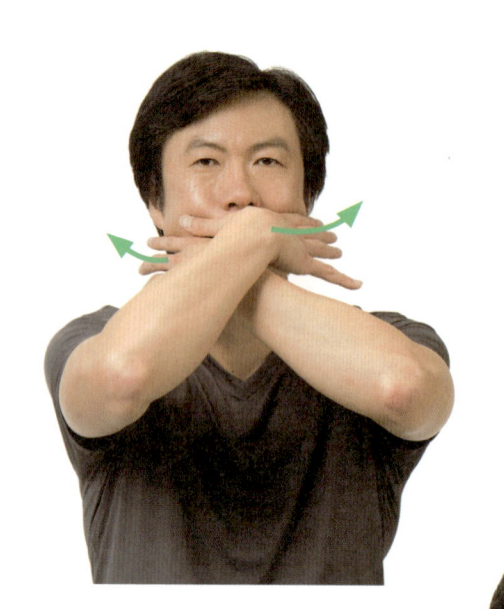

兩手交換再做一次。

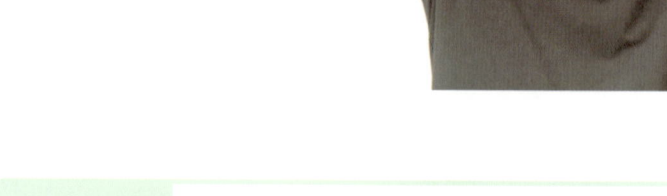

| 建議次數 | 重複約 12 次。 |

TIPS

以前彎站姿進行,效果更佳。

五禽之戲

耳朵按摩

功效
改善頭部氣血循環,刺激耳部穴位,護腦養腎,延緩老化,益氣延年。

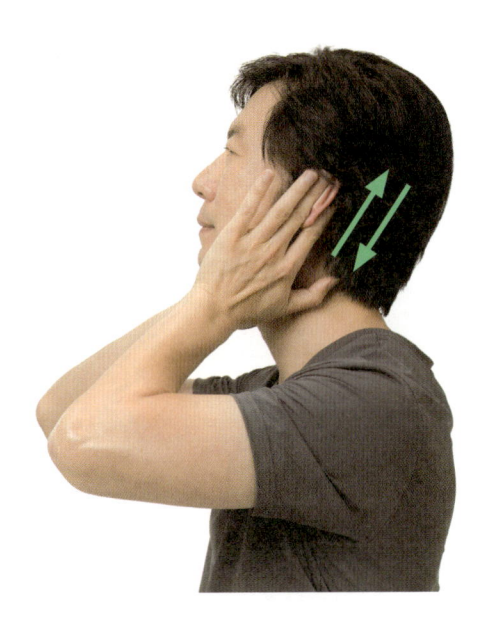

STEP 1

兩手蓋住耳朵,以食指中指夾住耳朵,上下按摩。

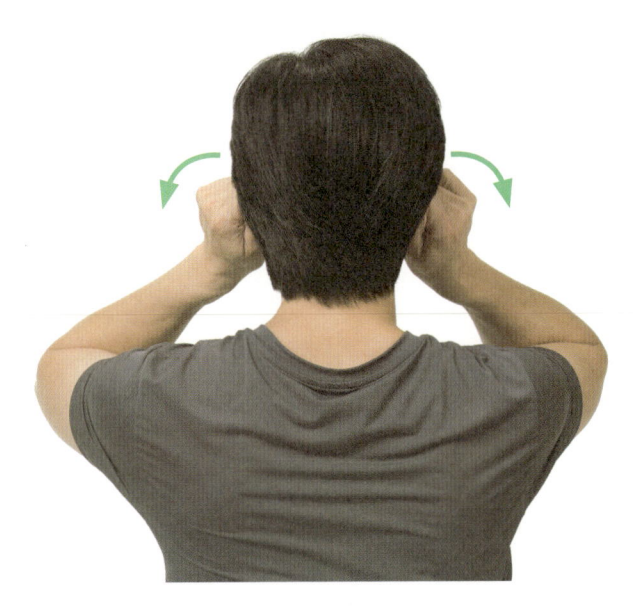

STEP 2

接著以拇指食指將兩耳往外拉伸。

第一部 養生導引

STEP 3

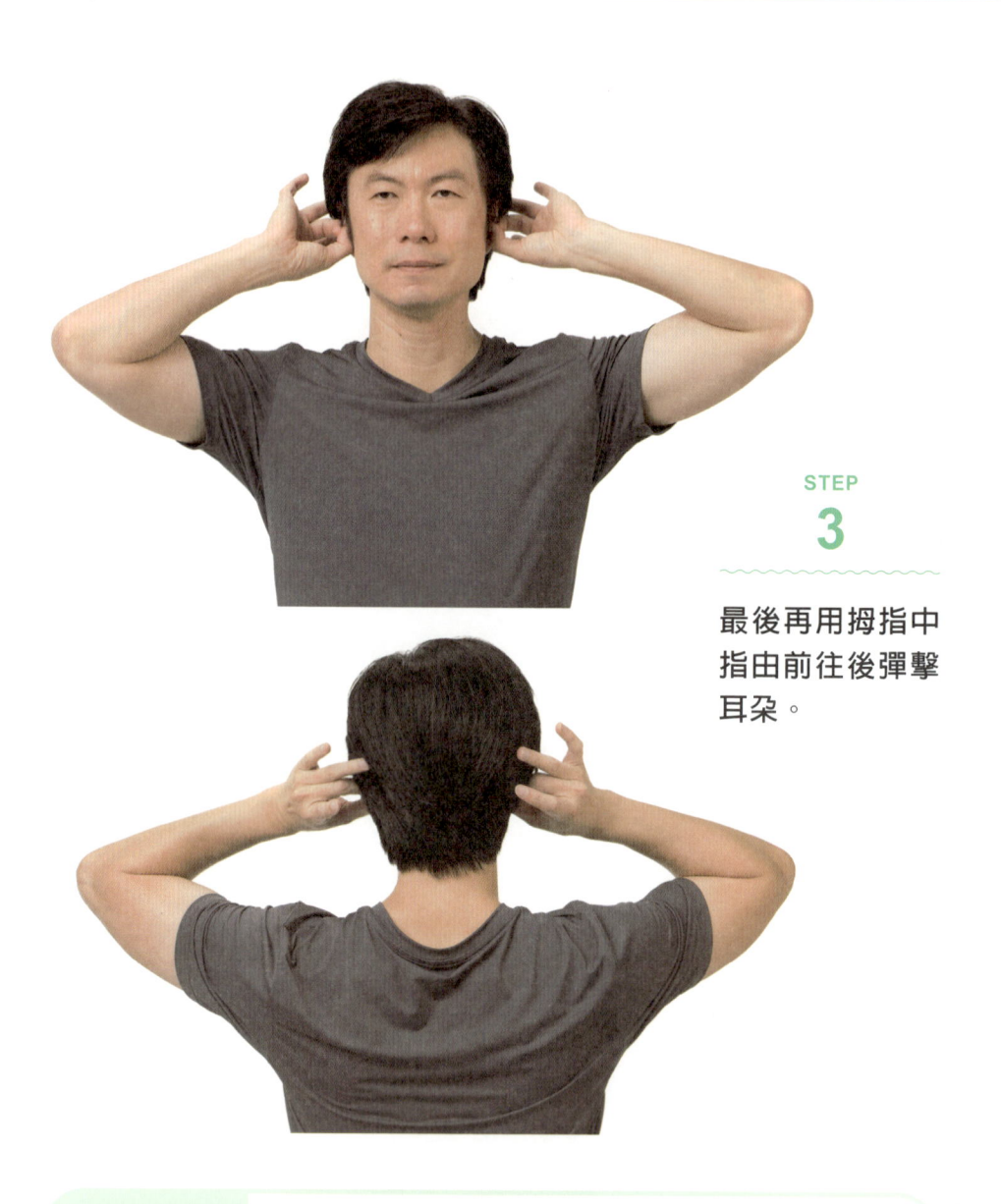

最後再用拇指中指由前往後彈擊耳朵。

| 建議次數 | 每個動作重複約 4 次。 |

TIPS

以前彎站姿進行，效果更佳。

五禽之戲

鳴天鼓

功效

因彈擊時兩耳會聽到彈響聲，故曰鳴天鼓，此法可促進腦部氣血循環，提神醒腦。鳴天鼓其實很多導引功法都有，做法如下。

STEP 1

兩手掌蓋住兩耳。

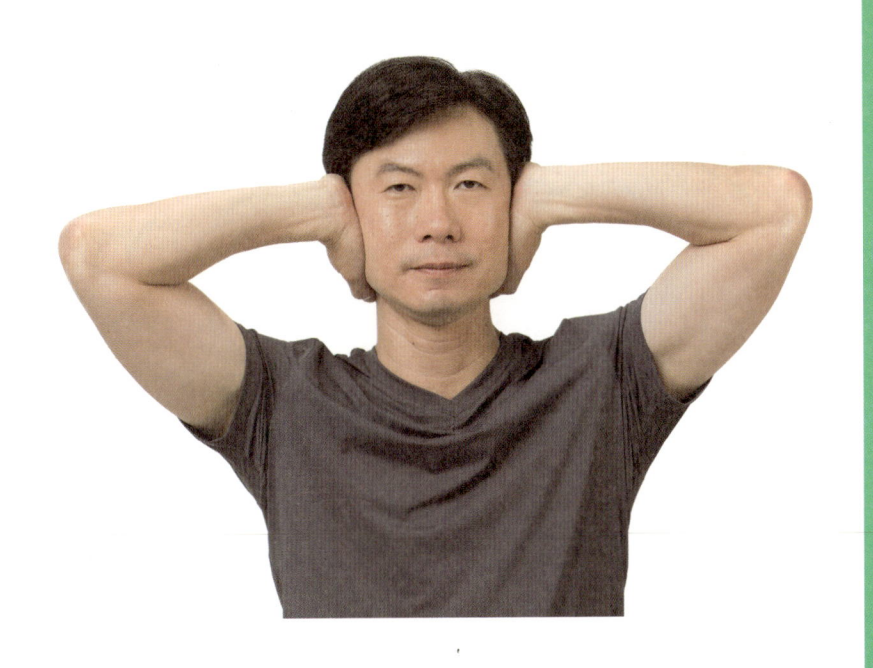

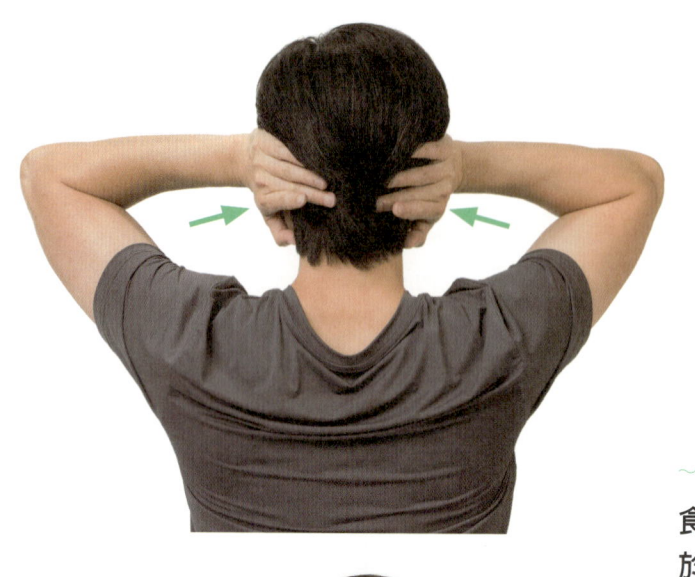

STEP 2

食指與中指交叉,置於腦後,用食指彈擊於風池穴上(穴位請參考 P.088)。

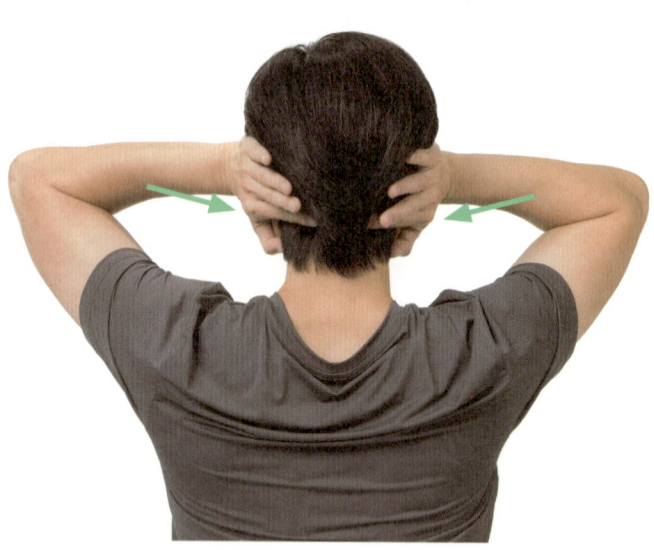

| 建議次數 | 重複約 **12** 次。 |

TIPS

以前彎站姿進行,效果更佳。

五禽之戲

下肢按摩

功效

可促進下肢氣血淋巴循環，改善下肢麻痹、水腫等症狀，減輕久坐引起的弊病，也可預防下肢靜脈曲張。

STEP 1

自然站立，並以手掌包住大腿外側，包括前面的足陽明胃經，側邊的足少陽膽經，後面的足太陽膀胱經，由上往下按摩至足外踝。

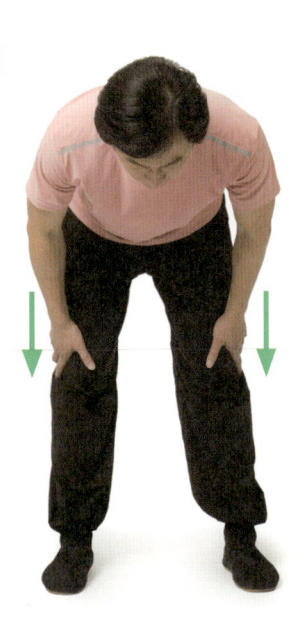

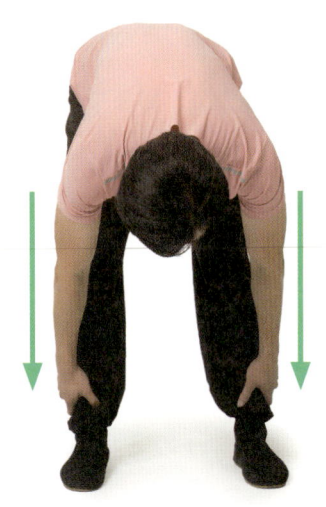

STEP 2

然後再翻至內側,由足內踝往上,沿著足太陰脾經,足厥陰肝經,足少陰腎經,按摩至大腿根部,再回到自然站立。

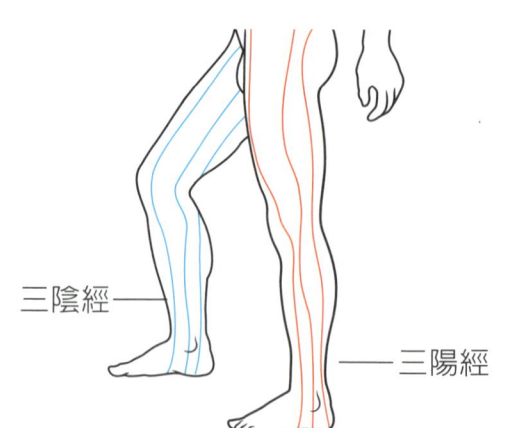

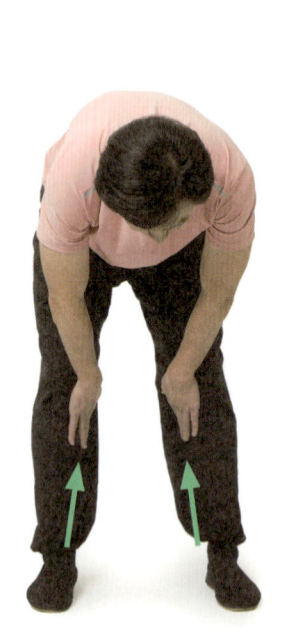

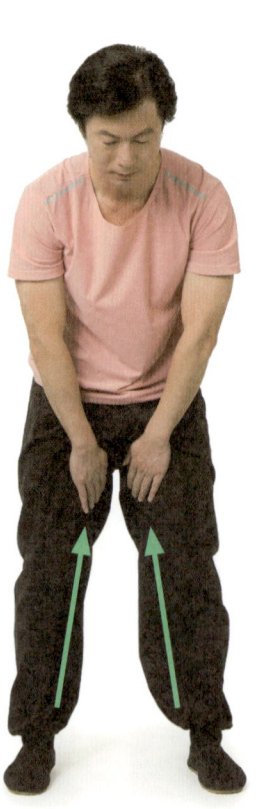

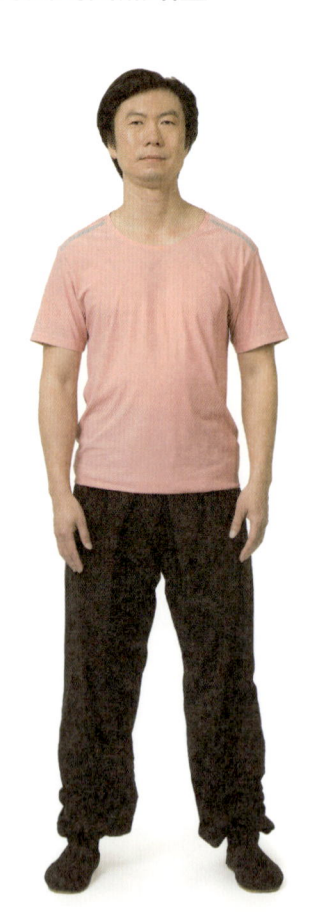

三陰經

三陽經

經絡示意圖

| 建議次數 | 重複約 12 次。 |

五禽之戲

虎鬆肩背

功效
伸展肩部肌肉，減輕肩部緊張，進而降低神經壓迫。

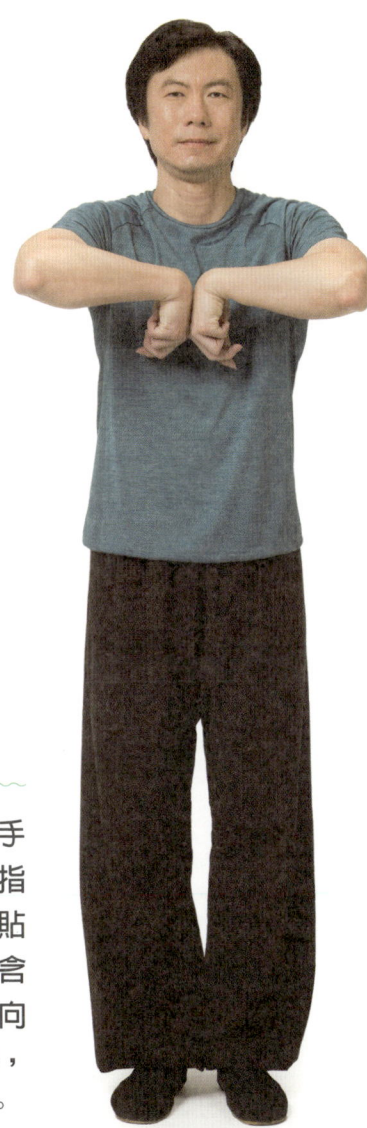

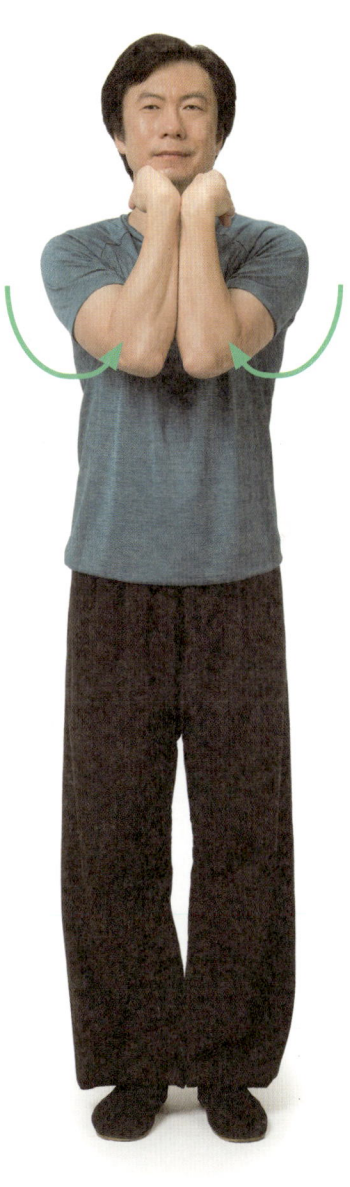

STEP 1

自然站立，兩手舉至胸前，手指撮起，兩手背貼住，兩肩向前含住，接著兩手向前胸內旋上舉，兩手前臂貼住。

第一部　養生導引

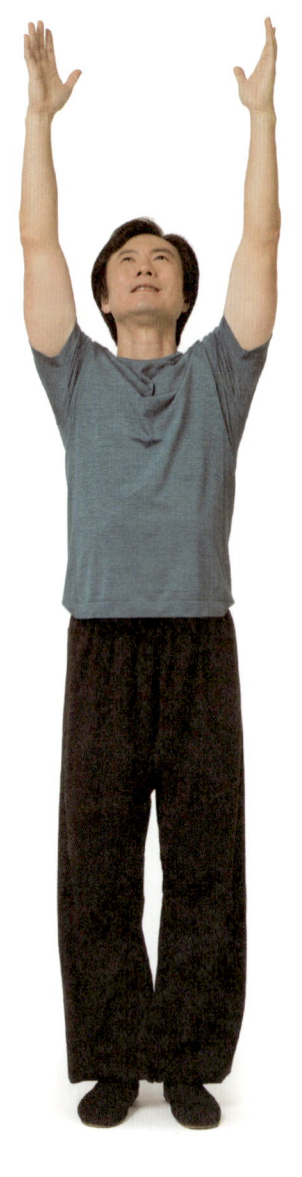

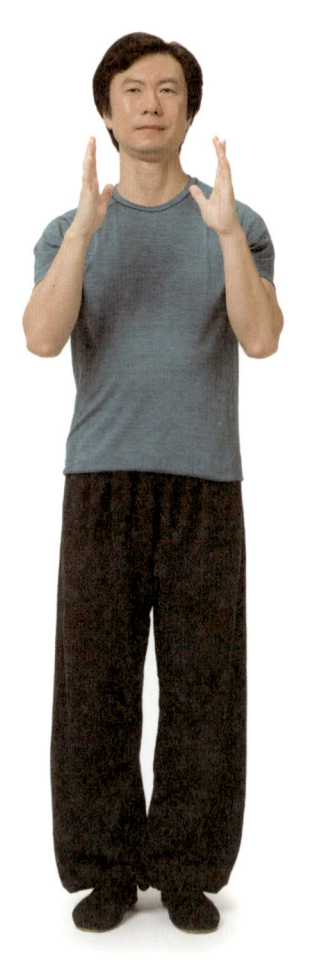

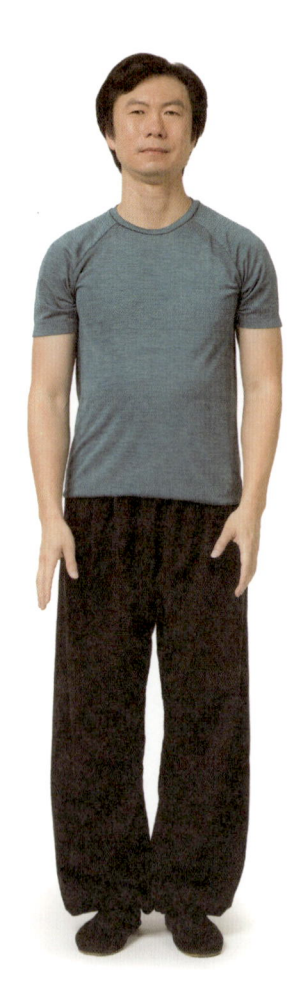

STEP 2

然後兩手順勢往上舉直，
再從前側慢慢放下。

| 建議次數 | 重複約 12 次。 |

五禽之戲

前後虎掌

功效

鍛鍊胸腰背肌群，促進胸肺及上肢氣血循環，避免肩頸痠痛，手臂僵硬，手指冰涼麻木等症狀。

STEP 1

站出左前右後之弓箭步，左手置於左腰後方，右手置於右腰側。

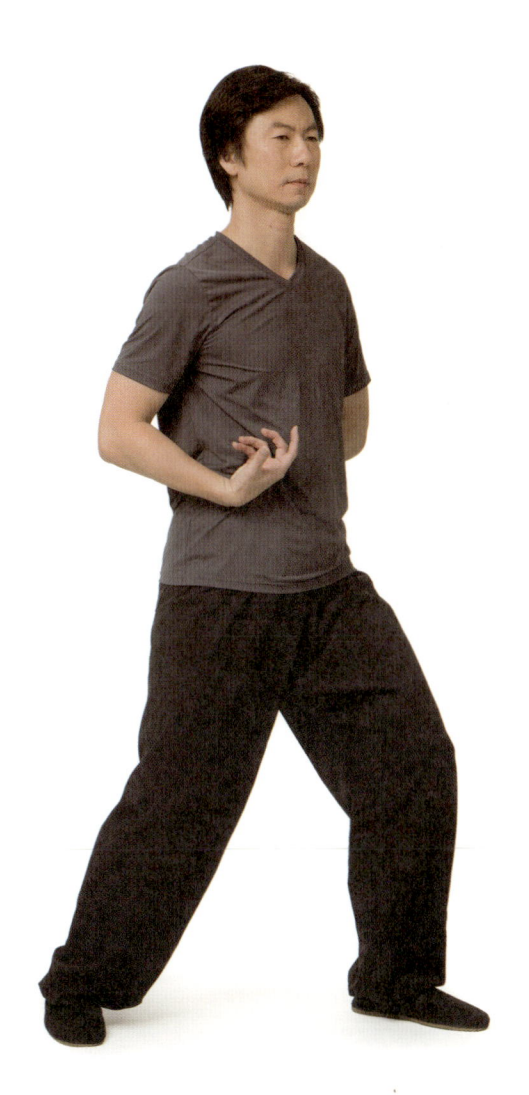

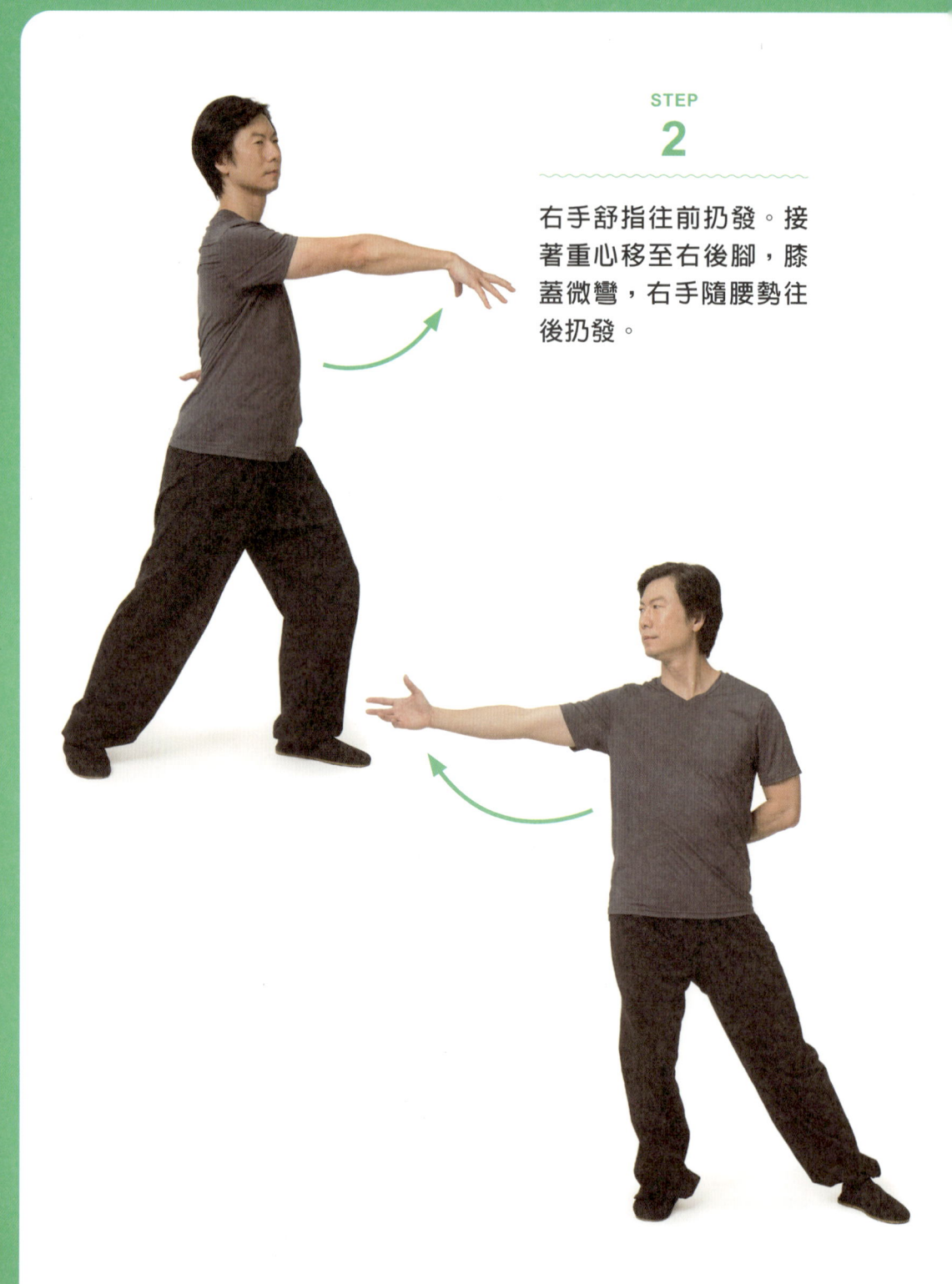

STEP 2

右手舒指往前扔發。接著重心移至右後腳,膝蓋微彎,右手隨腰勢往後扔發。

STEP 3

左右交換再做一次。

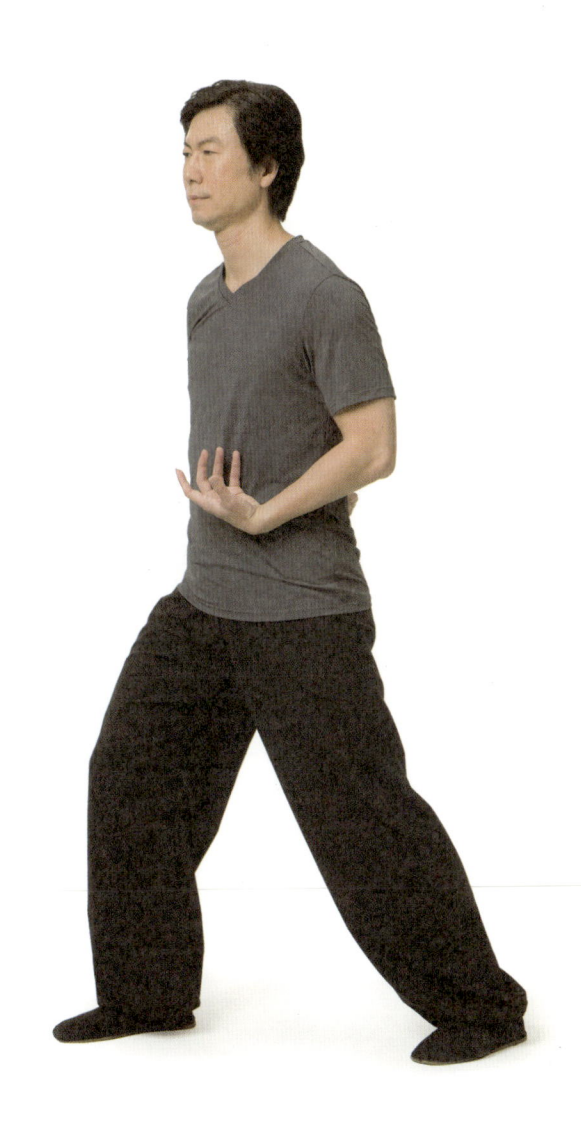

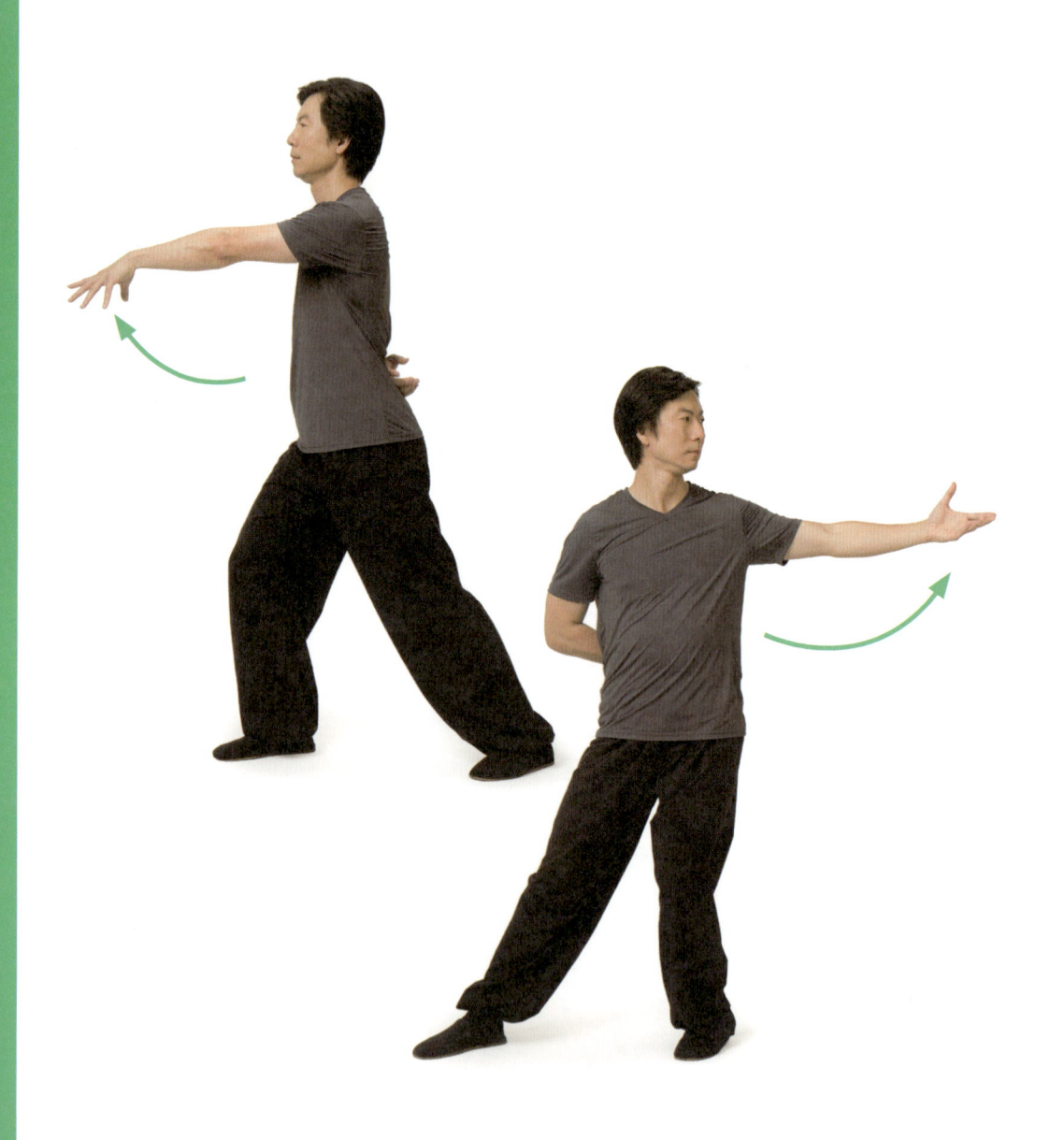

| 建議次數 | 重複約 12 次。 |

064　50歲起這樣練,慢老中醫帶你增肌減脂、抗發炎、防失智

五禽之戲

鹿觝蹬蹄

功效

可伸展腰背肌肉，鍛鍊臀肌與大腿肌，訓練平衡感，同時促進氣血循環。

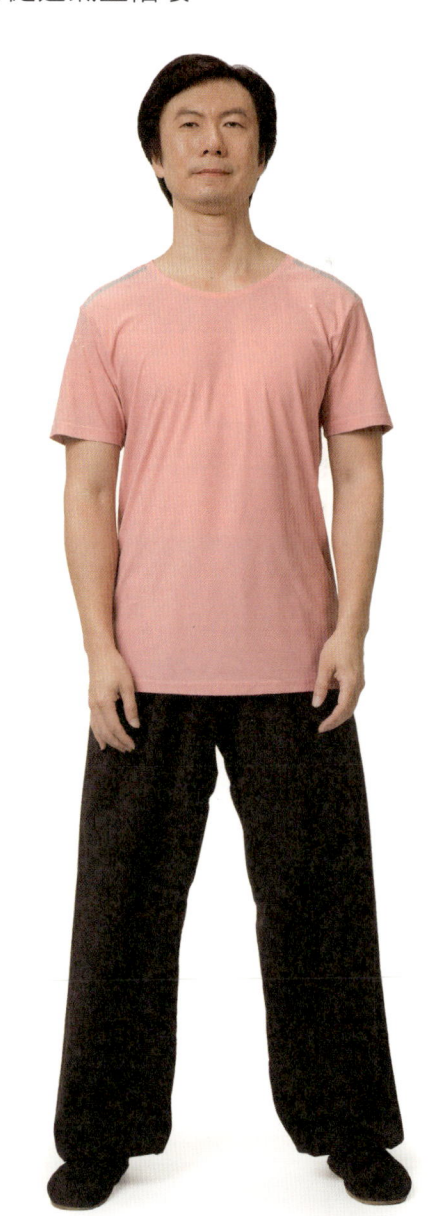

STEP 1

自然站立，兩腳與肩同寬

第一部　養生導引

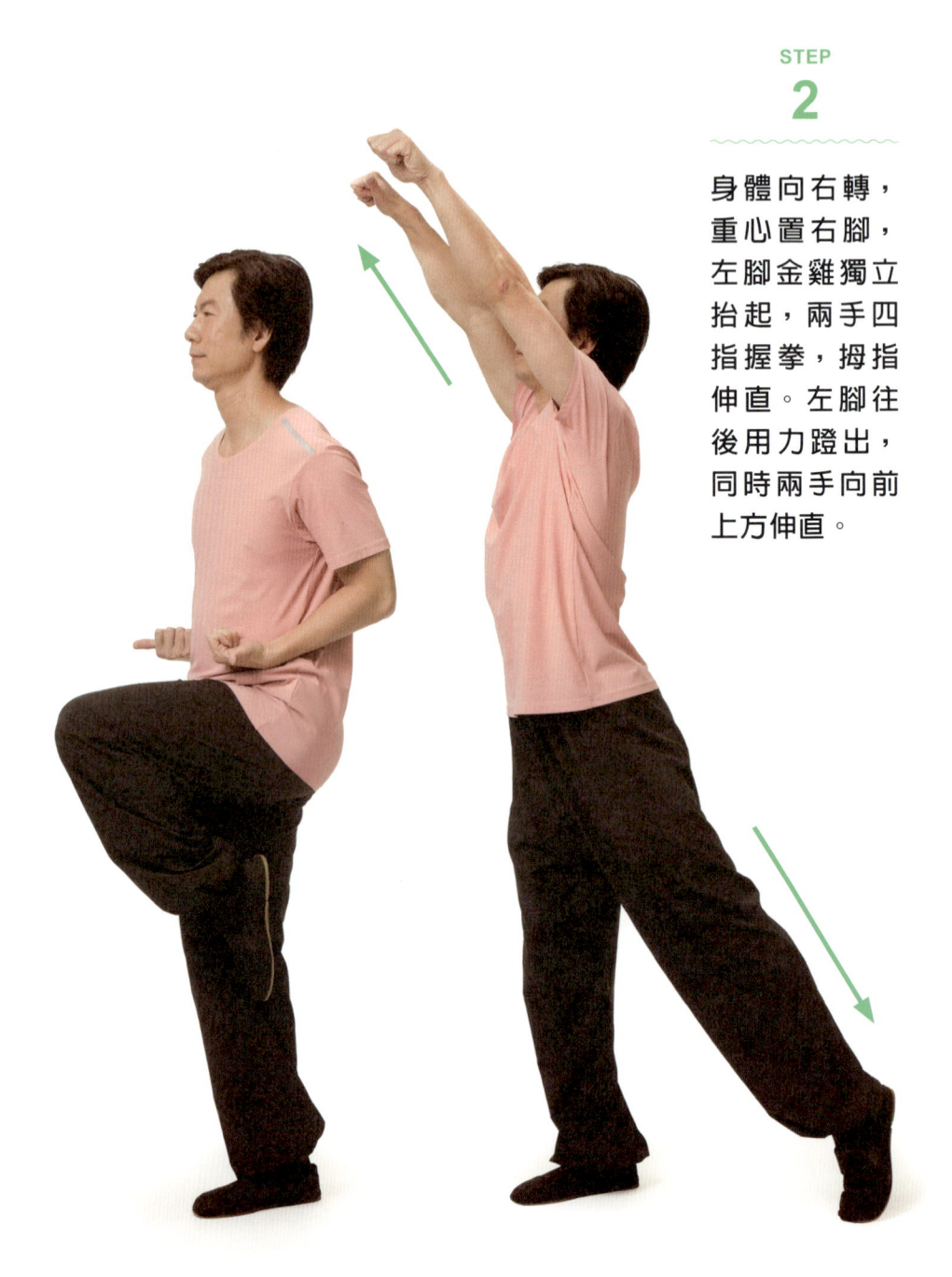

STEP 2

身體向右轉，重心置右腳，左腳金雞獨立抬起，兩手四指握拳，拇指伸直。左腳往後用力蹬出，同時兩手向前上方伸直。

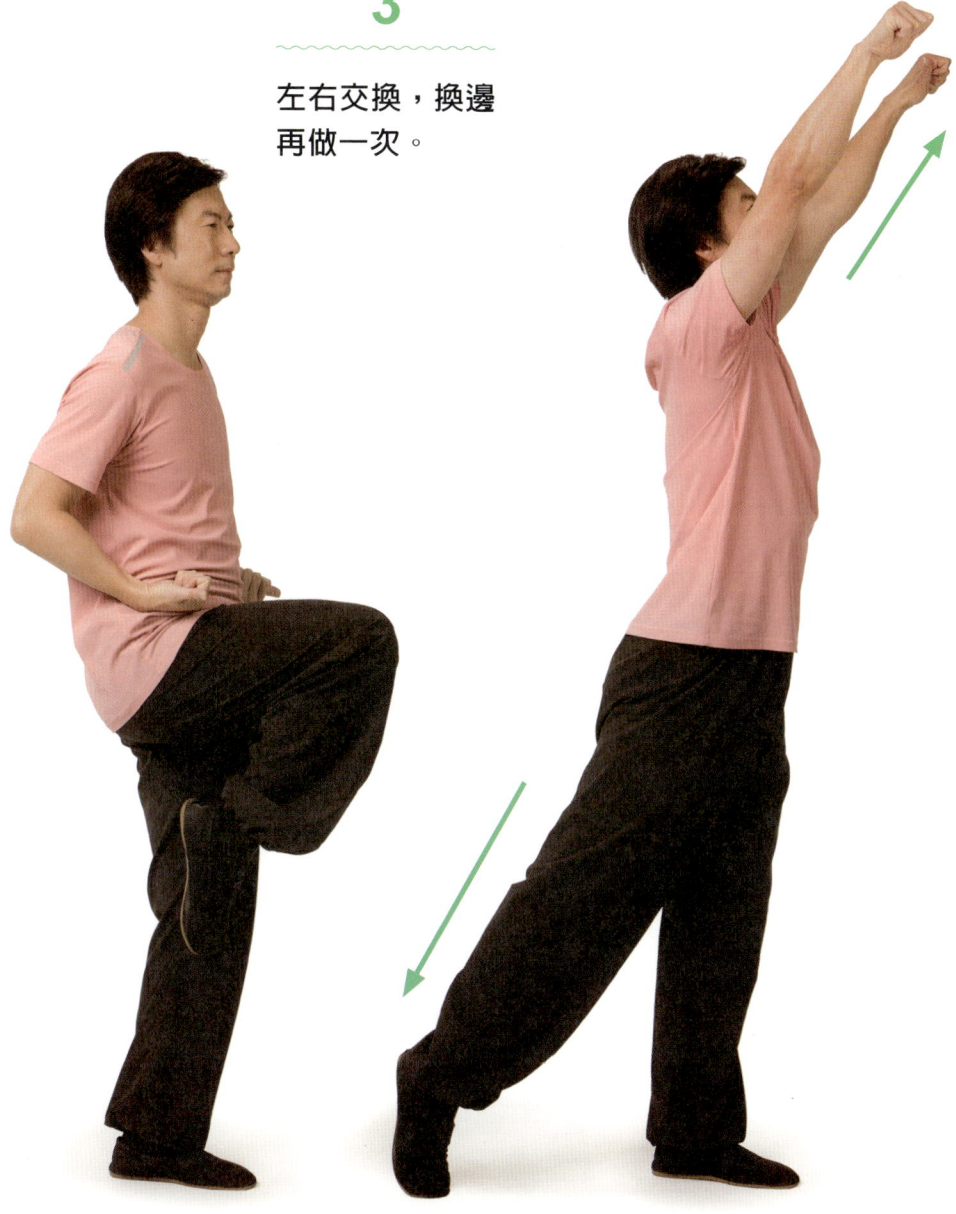

STEP 3

左右交換，換邊再做一次。

| 建議次數 | 重複約 12 次。 |

五禽之戲

右／左旋鹿奔

功效

可鍛鍊下盤，也就是臀肌、腿肌等下肢的肌肉，避免肌少症，延年益壽，同時能增加代謝，以促進熱量消耗。

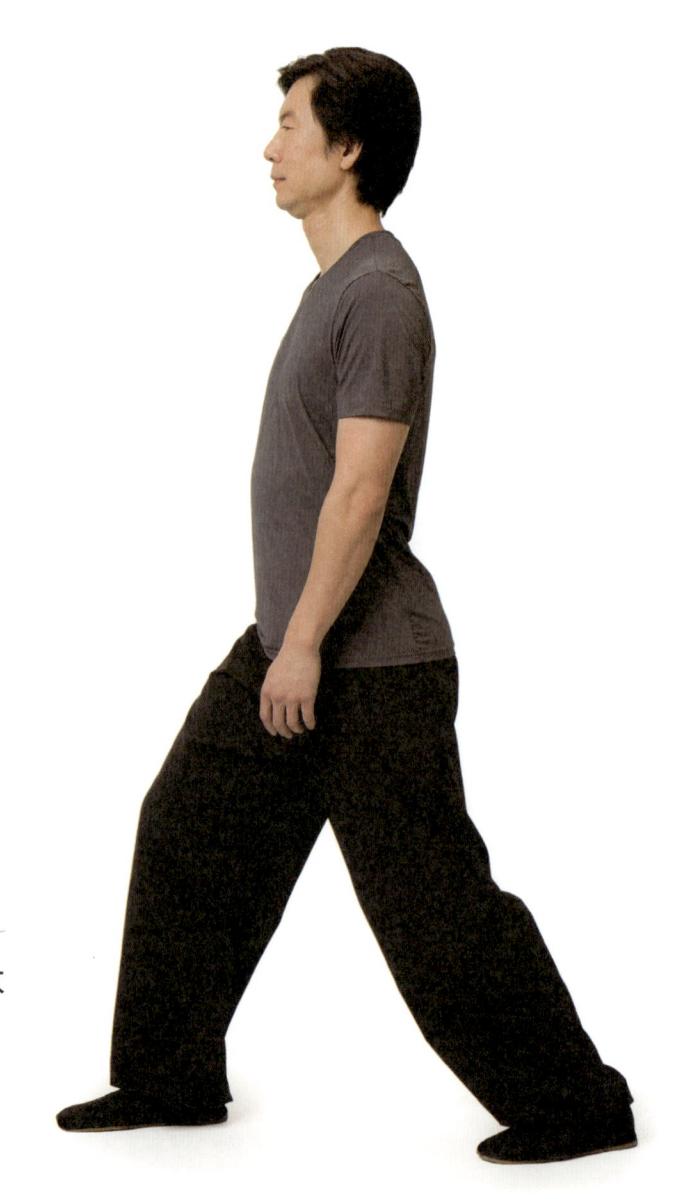

STEP 1

右腳往前跨一大步，形成弓箭步。

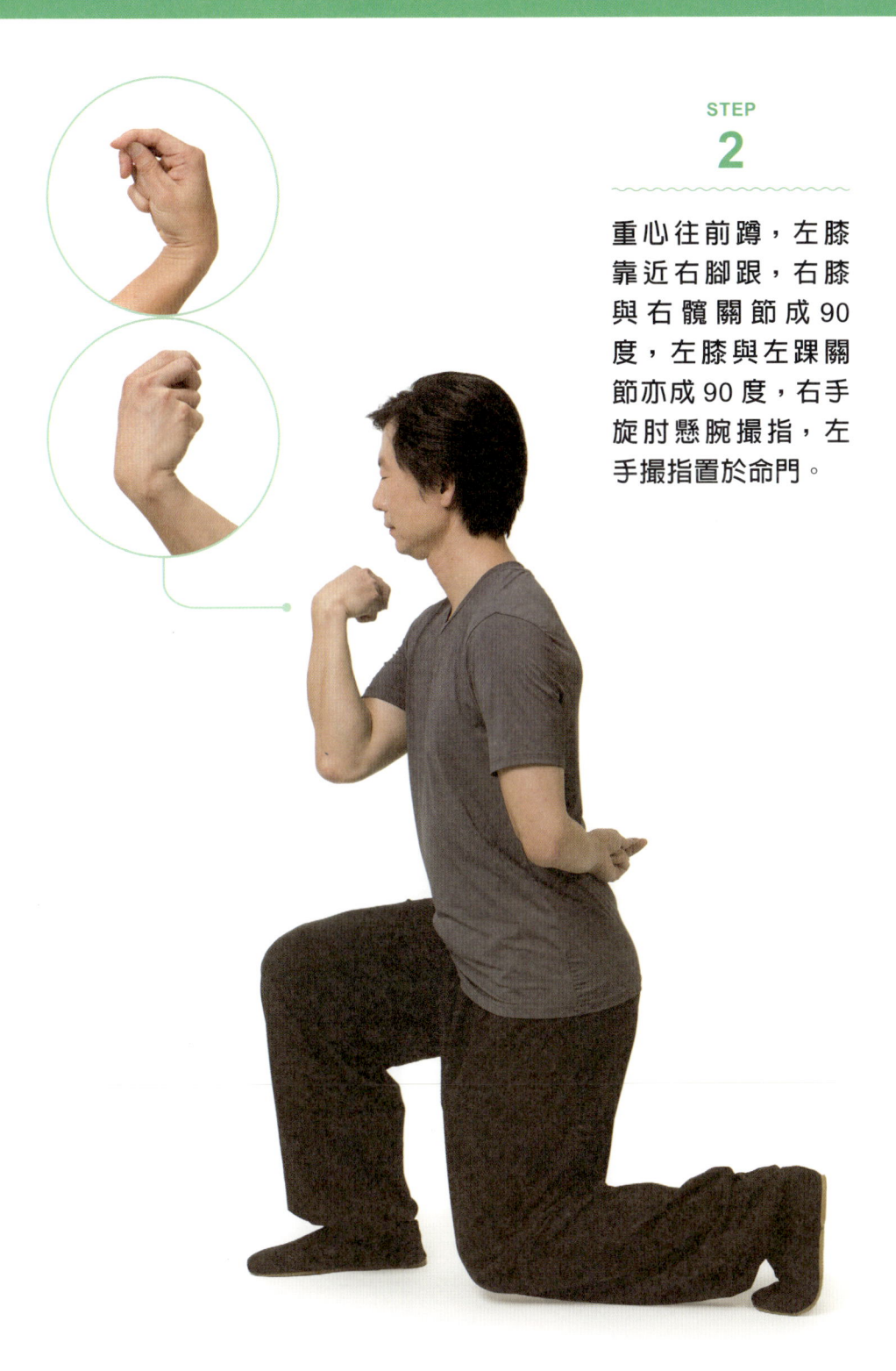

STEP 2

重心往前蹲,左膝靠近右腳跟,右膝與右髖關節成 90 度,左膝與左踝關節亦成 90 度,右手旋肘懸腕撮指,左手撮指置於命門。

第一部 養生導引　069

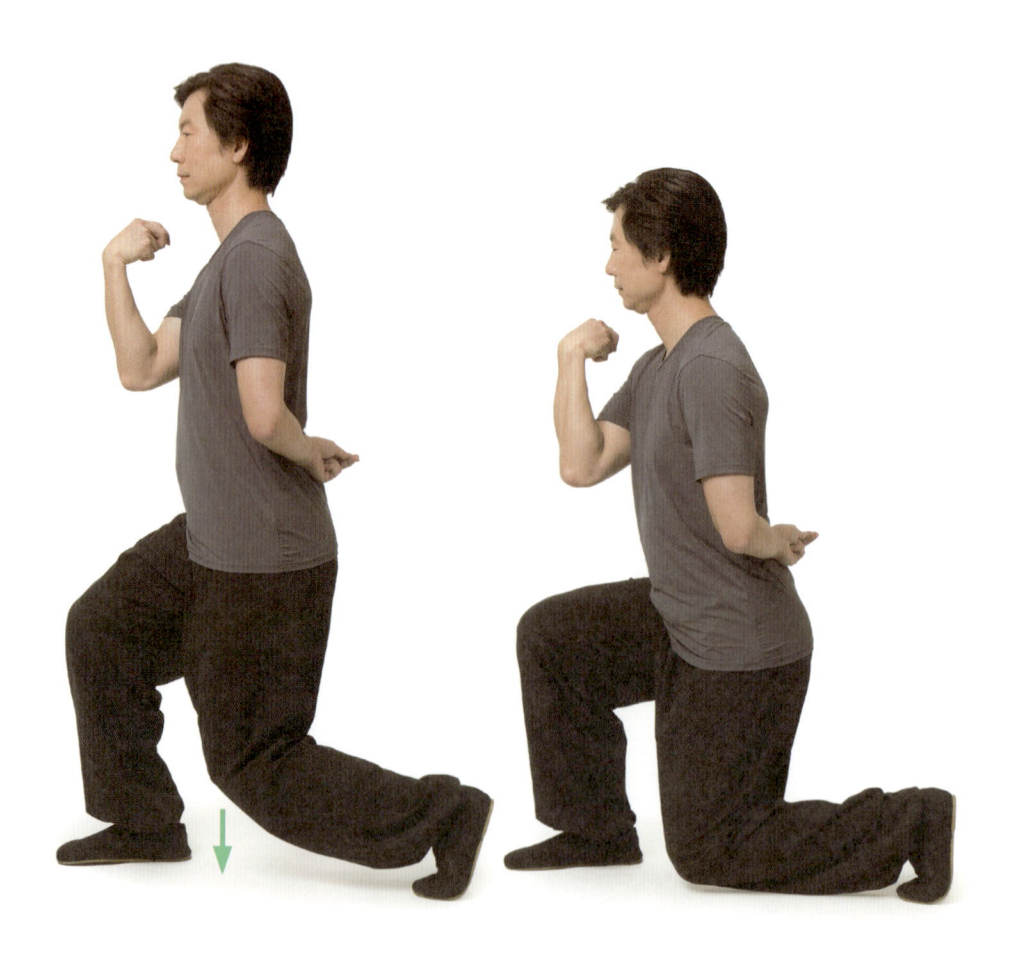

STEP
3

上下顛約 24 下。

STEP 4

左右換邊,
再做一回。

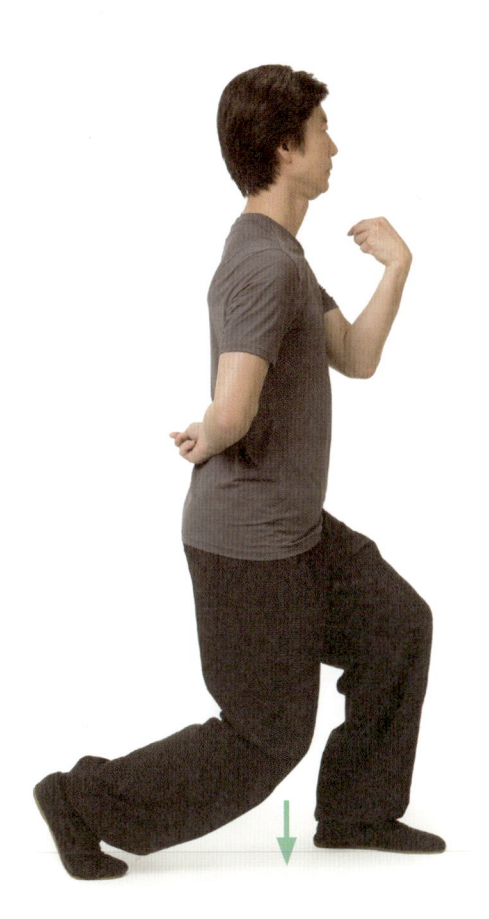

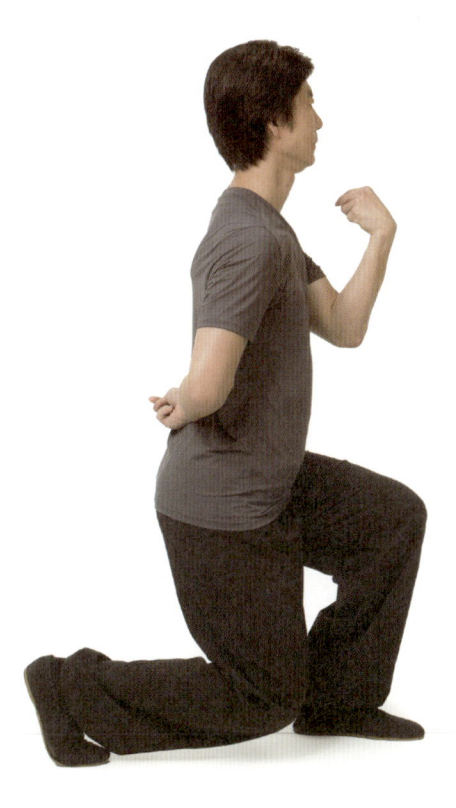

五禽之戲

熊晃鵄顧

> **功效**
> 可鍛鍊平衡感,強健下盤及腰膝,同時拍擊丹田、命門以補養腎氣,也可活化眼睛與口腔的肌肉。

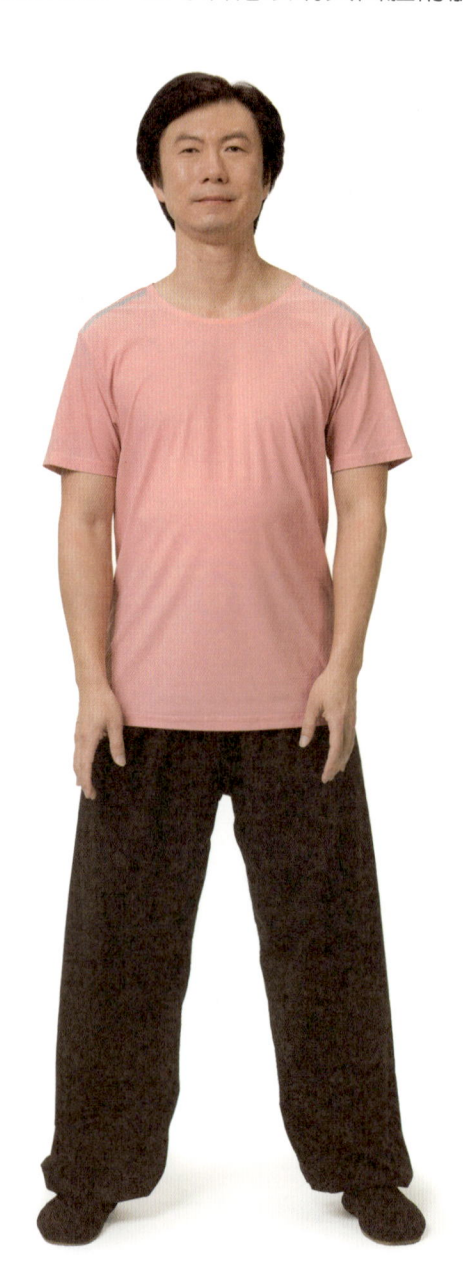

STEP 1

自然站立,兩腳與肩同寬。

STEP 2

重心移至右腳,膝蓋微彎,上半身向左旋轉,左手掌拍丹田,右手背拍命門,頭旋向左後方,眼睛看右腳跟,同時用舌頂右頰。

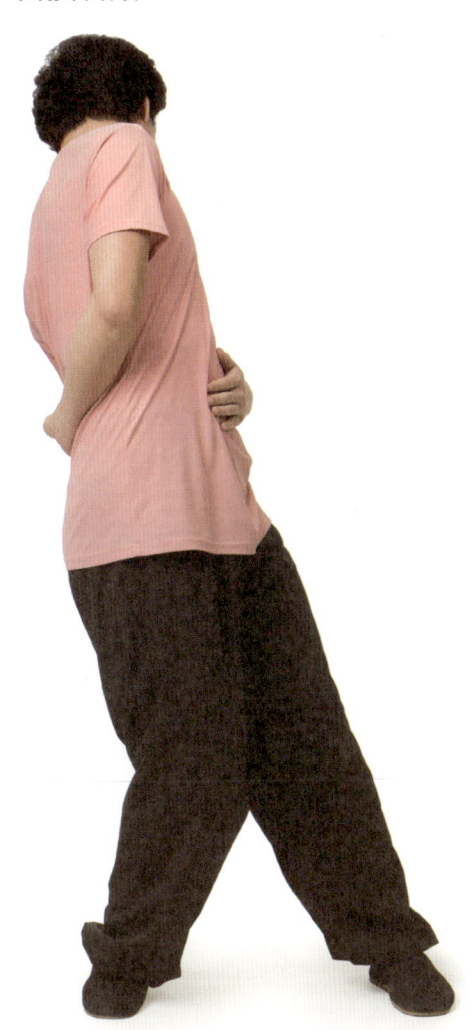

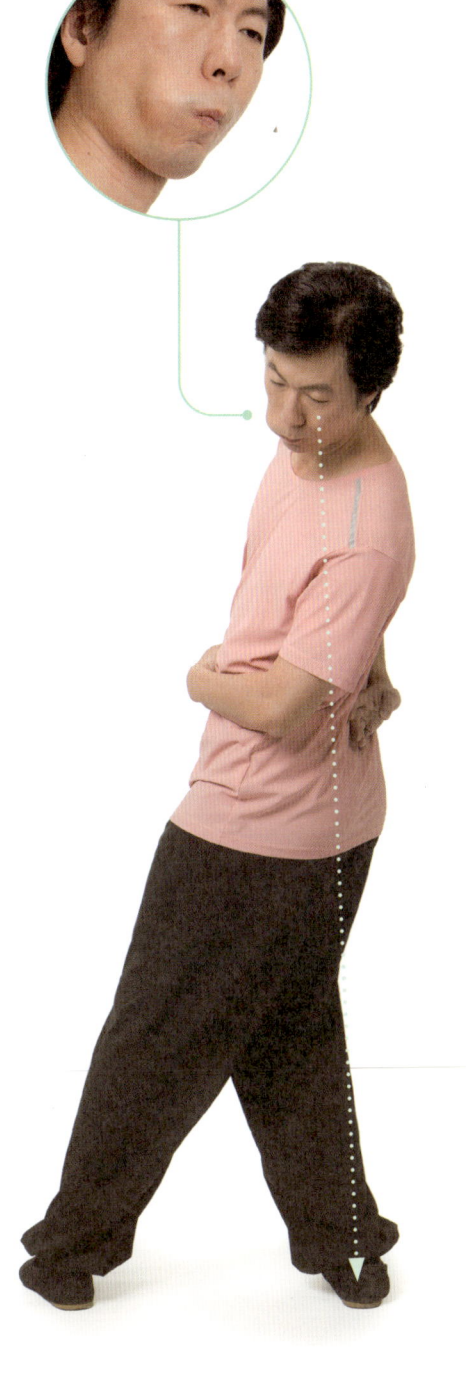

第一部　養生導引　073

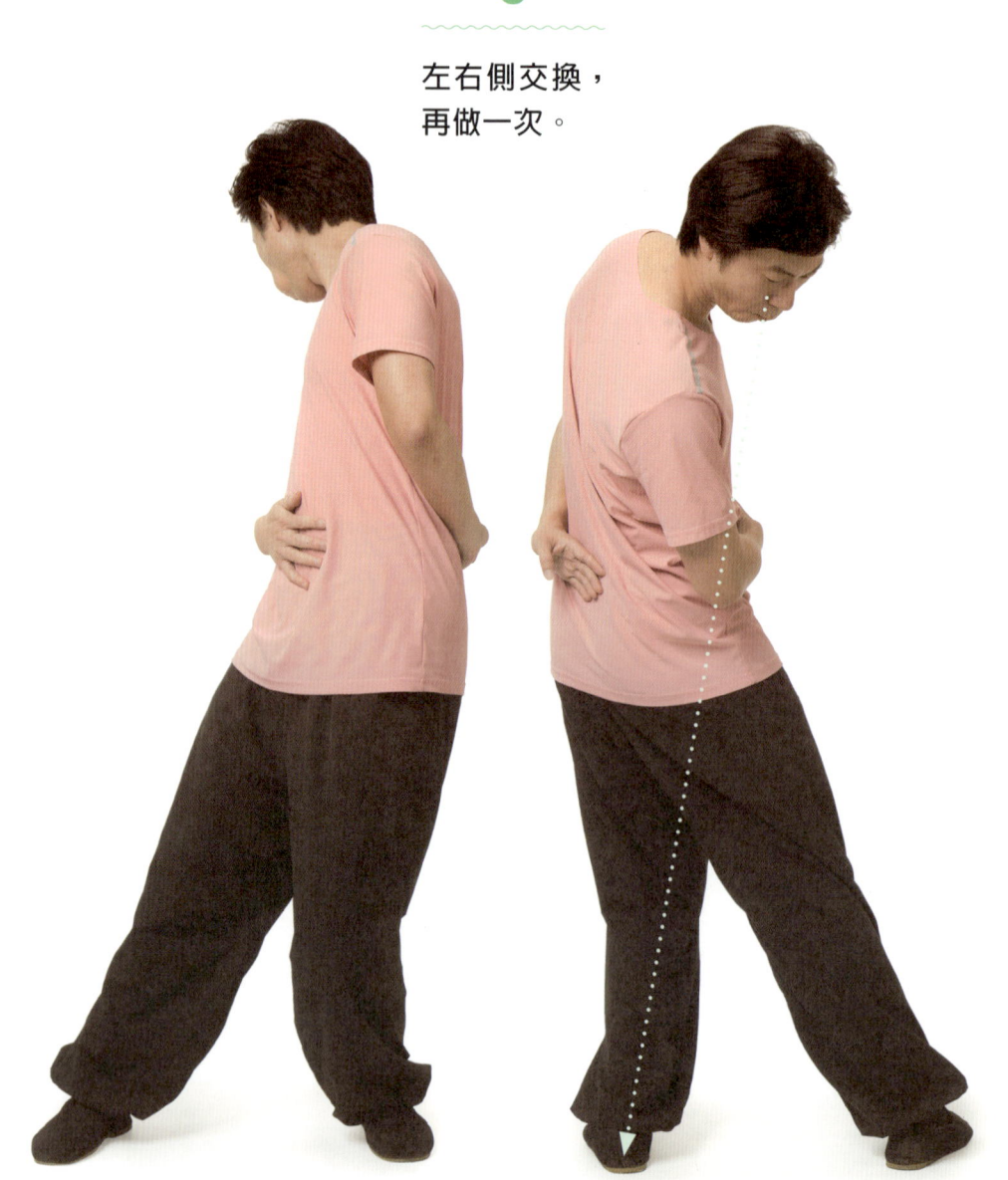

STEP 3

左右側交換，
再做一次。

| 建議次數 | 重複 12 次。 |

五禽之戲

白鶴張胸

功效

促進心肺換氣，增加肺活量，改善氣血循環，進而行氣解鬱，改善焦慮。

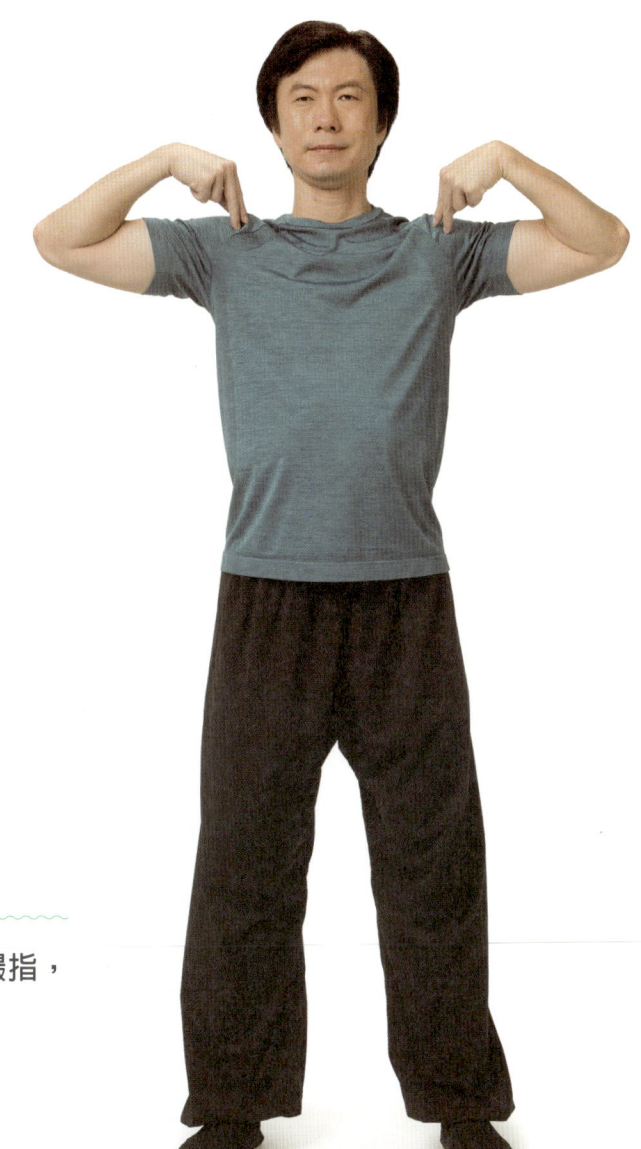

STEP 1

自然站立，兩手撮指，置於兩肩。

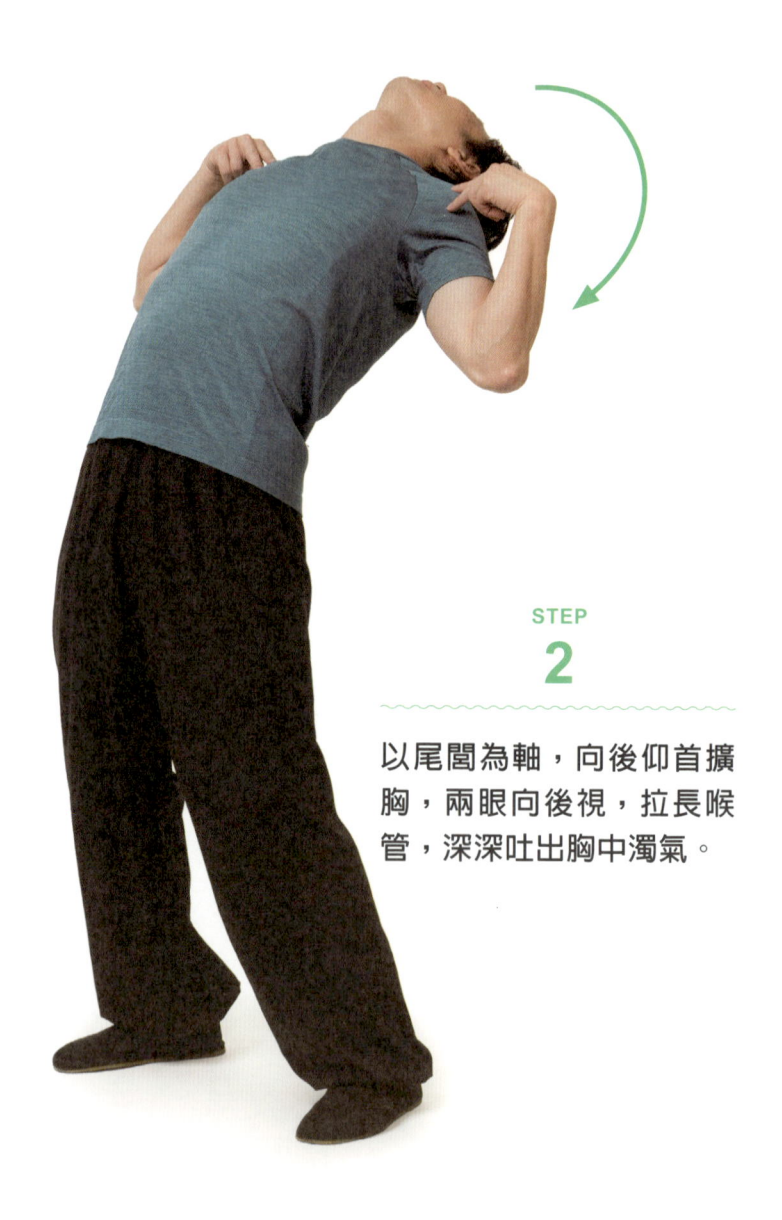

STEP
2

以尾閭為軸,向後仰首擴胸,兩眼向後視,拉長喉管,深深吐出胸中濁氣。

| 建議次數 | 重複約 12 次。 |

五禽之戲

鴟眼顧盼

功效

可鍛鍊頸椎、腰椎，改善肩頸痠痛、腰痠背痛，同時可提振精神，改善視力。

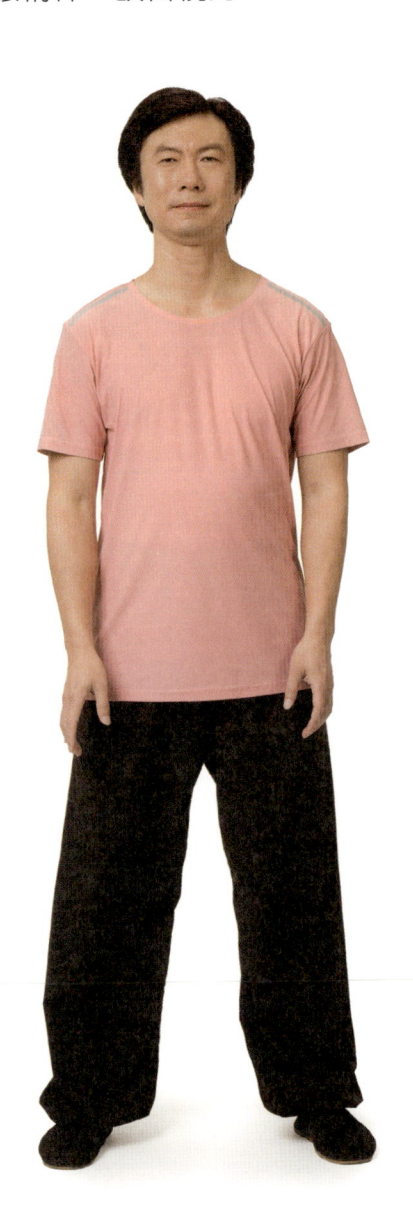

STEP 1

自然站立，兩腳與肩同寬。

STEP 2

重心放在右腳,膝蓋微彎,上半身往左轉,將腰轉至盡頭,雙手置於左側,兩眼睜大,由左側看向右腳跟。

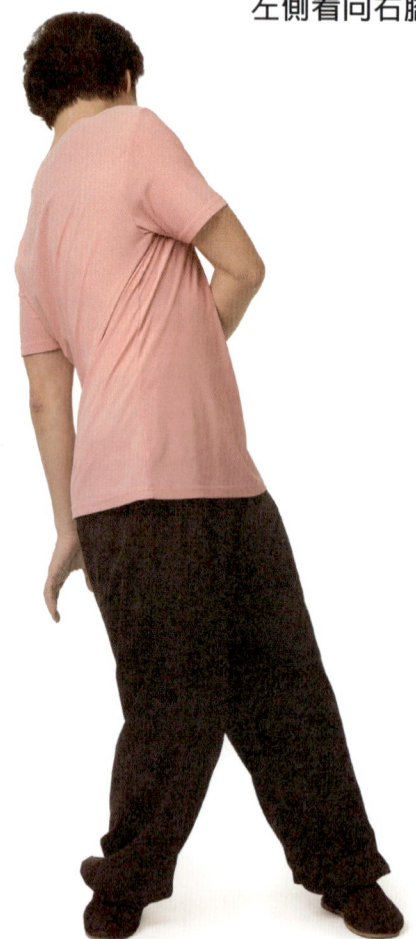

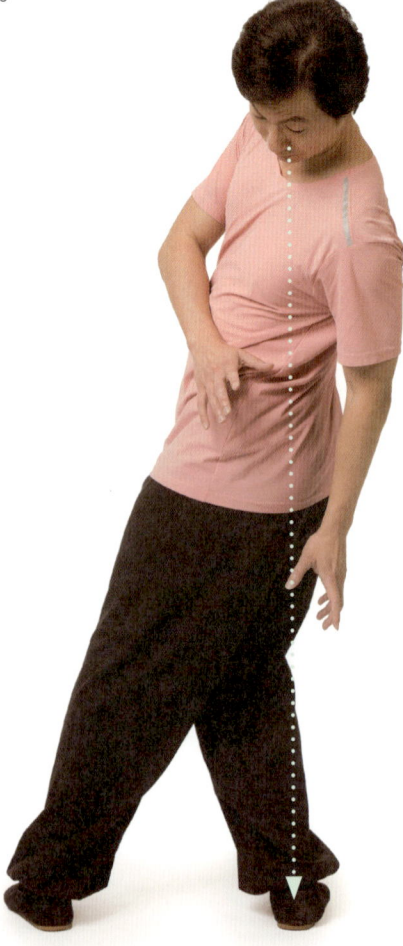

STEP 3

回到原動作,換邊再做一次。

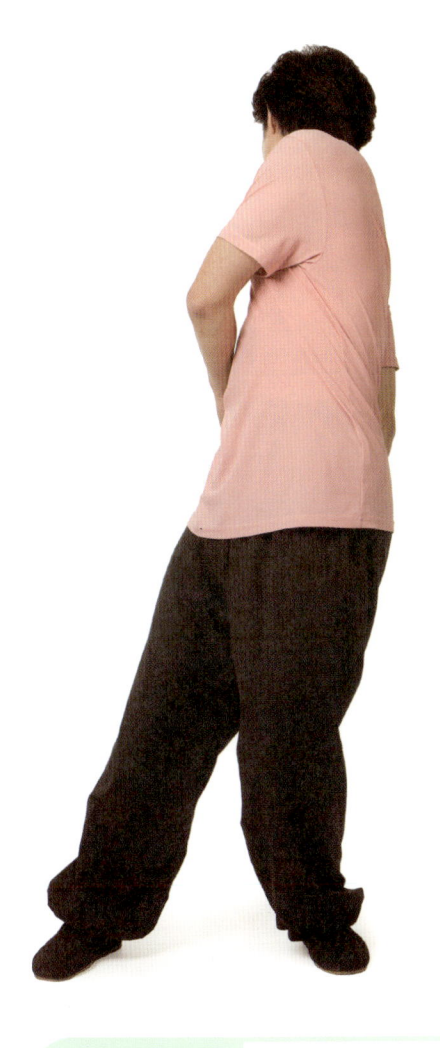

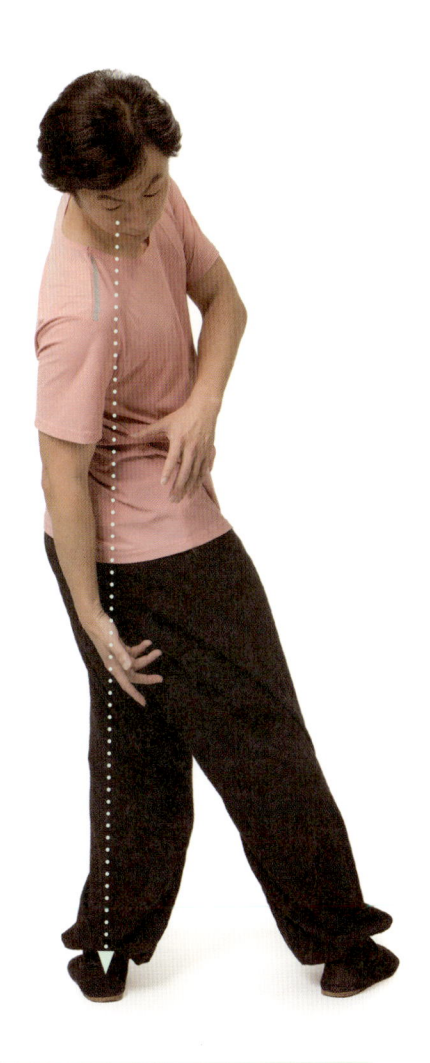

| 建議次數 | 重複約 12 次。 |

第一部　養生導引

第二部

健腦養心

從古至今，人類都持續對抗著衰老，
衰老與大腦的退化有關，中醫則歸類在心神的範疇，
又稱心為君主之官，心神強健，才能抗衰老。

> 睡眠障礙

一天一定要睡滿八小時嗎？

如果一個人每天要睡八小時的話，人的一生就有三分之一的時間在睡眠，這個時間會隨著年齡的不同而有差異。年紀越小，所需的睡眠時間越長；年紀越大，睡眠時間越短，睡眠深度也越淺，所以睡眠障礙的患者也多為中高齡。大家以為睡覺時全身靜止不動，但實際上會做很多事，特別是大腦，此時除了休息以外，還要整理白天學習到的記憶，將暫存的記憶中覺得重要的部分轉為長期記憶，同時更新大腦細胞，所以我們會發現念書之後馬上睡覺，學習效率特別的高。

睡不好的原因究竟是什麼？

正因睡眠有讓大腦休息及修復神經的作用，若是睡眠不好，我們會覺得腦袋不清醒，記憶力差，甚至容易煩躁易怒。而睡眠的好壞則是依照日間功能的好壞為標準，也就是日常作息、工作、念書是否順利，是否有情緒不穩或是身體不適，而非由睡眠時間長短來

決定。一般來說，如果有一半的日子難睡，也就是大概一週三日以上，持續三個月，同時影響到日間功能者，就會定義為長期的睡眠障礙，需要積極治療。

然而睡眠除了原發性失眠，也就是單純睡不好以外，還有許多因素要先排除，比如女性的更年期症候群，男性的攝護腺肥大，老年的失智症，或是過敏性鼻炎、焦慮憂鬱、胃食道逆流，甚至是呼吸中止症等。如果有這些潛在因素，或許先治療這些疾病，睡眠就會改善了。單純治療睡眠障礙，西醫大多會開立鎮靜安眠藥、抗焦慮藥等藥物來治療，中醫則會試圖調理體質的異常，讓體質回到平和均衡的狀態，也就是所謂「陰平陽秘」。

回到陰陽平衡的狀態

如果把生活節律圖像化，睡眠時的平靜狀態可以說是「陰」，清醒時的活動狀態可以說是「陽」，那麼睡眠與清醒就可以化為一張太極圖。你也可以在情緒失調中，把憂鬱看作是陰，焦躁看作是陽；或者在自律神經失調中，把副交感神經看作是陰，交感神經看作是陽。對於睡眠障礙來說，失眠就是陽大於陰，嗜睡就是陰大於陽，一個好的生活週期就是陰陽均衡，轉換順利。中醫不論是要調五臟六腑，疏通經絡，或是要排除有害的代謝產物，都是要讓

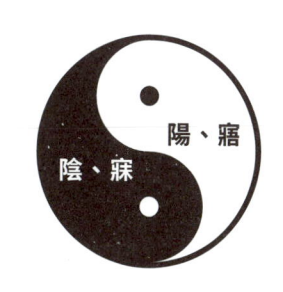

身體回到陰陽均衡的平和狀態。

如果有睡眠障礙的話，可考慮使用養心安神的食材，如蓮子、柏子仁、核桃之類的，或者是含有色胺酸的食物，如牛奶、香蕉、雞蛋之類的，含有維他命 B 群，如堅果類、全麥類或深色蔬菜。但與其說該吃什麼，更重要的是不該吃什麼，如辛辣物、咖啡或茶等含有咖啡因的飲料，建議別喝最好，如果要喝請在上午喝完，以免夜間難睡。另外有人會靠酒精入眠，其實短期還可以，但是酒精會毒害大腦神經，時間久了，反而越來越難睡。

關於睡眠品質，最重要的是維持良好規律的作息，人體是具有生理時鐘的，幾時醒幾時睡，身體都會調得好好的，因此無論前一天多忙多晚睡，隔天還是固定時間起床，生理時鐘才不會亂掉。此外，儀式感很重要，做了某件事後，讓身體知道接下來要睡了，例如聽晚安曲、看一段文字、喝杯溫牛奶，我是刷牙後洗澡。但需要特別注意的是，有些會刺激神經興奮的千萬別做，如看 3C 產品或做劇烈運動。祝你找到讓自己好眠的儀式。

氣功導引 ➡ 基本功：腹式呼吸（詳見 P.018）
五禽之戲：耳朵按摩（詳見 P.052）
八段錦：搖頭擺尾去心火（詳見 P.033）

穴位按摩

◆ 神門

兩手皆有，位於手腕內側，靠近小指之處，手腕橫紋之上，大筋內側凹陷處，約是在無名指與小指之間。

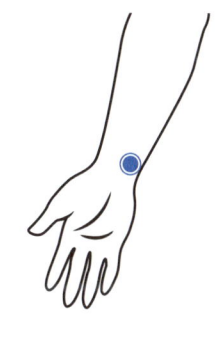

◆ 內關

兩手皆有，位於前臂內側，手腕橫紋往手肘之處，約兩寸，即三根手指寬之處，位於兩筋之間，約是在中指之上。

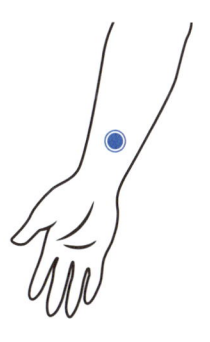

> 神經麻痺

久坐低頭族引發手麻

　　這個問題在中高年女性很常見，有富貴之名而無富貴之實：頸後的富貴包。會有這樣的名字，據說是古代大多發生在貴婦人身上，或許與現代女性多為久坐低頭的生活型態類似有關。其實要真正腫一個包，發生形質上的改變，是嚴重到一定程度才會發生，比較輕微的情況只有肩頸僵硬、活動不順而已，但是要小心，比較嚴重的可能會有手臂或手指麻痺的症狀出現。

姿勢不良導致頸部彎曲

　　這種手指麻痺，大多是有固定的幾根手指會發作，很有可能是頸部的某幾條相關的神經被骨刺、韌帶、肌腱或是肌肉壓迫所導致。就我觀察，應跟長期低頭的姿勢不良有關，例如長期伏案寫字的文書工作，電腦、手機使用過度，常低頭料理，長時間看電視等等，總之只要讓頸部出現不正常的彎曲，久了就可能出現這樣的症狀。

　　頸部後側出現的問題，就中醫來說是督脈的阻塞，也可能與兩

側的膀胱經、膽經相關，要看發生問題的部位而定。這時我們以疏通經絡為主，或是行氣，或是活血，加上多半為較年長族群，要考慮補養筋骨或是調理氣血。日常的壓力也可能導致頸部僵硬，因此適當的疏肝解鬱以減輕壓力，也要納入考慮。

維持好體態友善脊椎

因為這主要是頸部退化的問題，足夠的蛋白質補充，就是防止退化的主要元素，比如肉、蛋、奶、豆類製品，加上與頸部骨骼的退化有關，也會建議多補充鈣質，因此喝牛奶可謂一舉兩得。又因為此問題與氣血不通有關，要讓氣血暢通，蔥、薑、胡椒等行氣的食物就該納入考慮。而如有手麻的症狀時，就該考慮多補充維他命 B 群，比如全穀類或是未精製的雜糧，建議多攝取。

比起食療，最該注意的還是生活習慣，不良的姿勢才是本病的元凶，因為頸部的歪斜，導致頸椎受力不均，局部壓力過大，因此會有骨刺或壓迫的可能性。良好的頸部姿勢才是最重要的，首先要避免彎腰駝背，特別是駝背之後，頸部又往前伸的狀況。所以身體要坐正，讓脊椎得到自然的放鬆，第一步是把重心移到兩個坐骨之間，接下來要讓頭部盡量往上伸展，以放鬆頸部壓力，維持良好的體態，就是對脊椎最友善的方式。

氣功導引 → 五禽之戲：虎鬆肩背（詳見 P.059）
八段錦：五勞七傷往後瞧（詳見 P.030）

穴位按摩

◆ **風池**

位於頸後，左右側皆有，在耳後兩大筋之間，顱骨正下方凹陷之處。

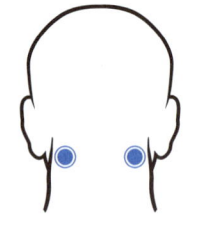

◆ **大椎**

位於脊椎正中線，第七頸椎棘突，也就是後頸最突出的骨頭下凹陷中。

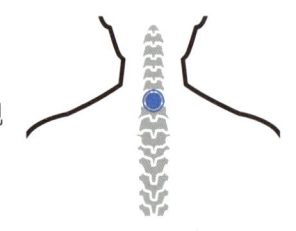

> 情緒調理

中藥也能治癒心情？

「什麼？這個藥吃下去心情會變好？」這可能是我在跟患者說明藥物作用時最常聽到的回應了。患者在就診時，多半是著眼在生理的不適，比如感冒咳嗽、脹氣腹瀉之類，雖然大家都知道真正的健康，包括身體與心理，卻不覺得中醫師應該調理情緒方面的問題，或者會去找心理師或身心科醫師，鮮少會在心理問題上與中醫產生聯想。

情緒異常如何對症下藥

其實中醫的基礎理論已對心理情緒的狀態有所描述，眾所周知七情六慾中的七情就與五臟有關聯，包括喜、怒、憂、思、悲、恐、驚等七種情緒，分別對應到肝、心、脾、肺、腎這五個臟腑。其中憂、思對應到脾，恐、驚對應到腎，而怒、喜、思、悲、恐又被稱為五志，這五種情緒若正常表現，對臟腑的健康是有幫助的；但若是表現過於強烈，則稱為五志過極，會使所屬的臟腑受到傷害。

這五種情緒的異常，我們也會在臨床上做為診斷的參考，比如過於膽小者，該補的不是膽，而是會考慮到腎；脾氣不好、容易生氣的，也不會去處理脾，而是考慮從心、肝下手；心情不好，也不會只治療心，肝、脾、肺都有可能會影響到。這些情緒的種類中，變化最大也最快的，應該就是肝鬱氣滯，這種病機，有可能單純氣滯引起情緒低落，也有化火而情緒暴躁，更有可能氣逆而頭暈目眩；然而就如同其他因素所引起的症狀，來得快去得也快，氣暢通之後症狀就改善了，大家所熟知的逍遙散、柴胡疏肝散，以及它們的祖方四逆散都有類似的作用。

氣血暢通有助改善情緒

有關情緒調解，當然首重氣的通暢，有些辛香料如蔥、薑或咖哩等就有行氣的作用；花草茶如玫瑰、薰衣草也有類似效果；有些人飲茶、咖啡會改善心情，也是這個道理。如果是心氣虛，則可考慮蓮子、百合等具有養心寧神功效的食材。同時我們要避免氣的阻塞，比如太油、太硬、黏膩難消化的食物；但若能從進食得到愉悅感，不妨適量的吃，多注意飲食內容並控制攝取量就行。

避免久坐久躺，適當運動，對於情緒改善絕對有幫助，我們在情緒低落時，總是提不起勁，然而只要跨出這一步，氣血通暢了，情緒就能跟著改善，也就有動力繼續了。如果連起身都懶的話，不妨試著深呼吸或伸懶腰，這些簡單的動作有助舒緩氣血，調節自律

神經，也能多少改善情緒問題。

氣功導引 → 八段錦：兩手托天理三焦（詳見 P.023）
八段錦：搖頭擺尾去心火（詳見 P.033）

穴位按摩

◆ 合谷

位於兩手虎口處，約在食指上掌骨中段向拇指之處，將拇指與食指捏起，突出的肌肉處即是。

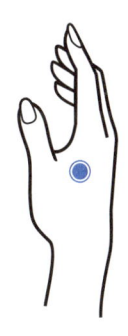

◆ 太衝

位於兩腳腳背，第一趾與第二趾趾蹼上方，約於關節後之凹陷處。

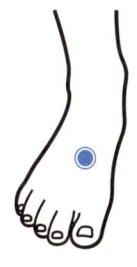

活化腦力

你的大腦細胞仍在成長

某個都市傳言說「我們的大腦在成年以後就不會再成長了」，或者說「大腦成熟後，腦細胞只會減少不會增加」，這樣的說法正好成為我們不再學習新事物的藉口。然而最新的說法是，大腦跟身體其他器官一樣，細胞持續更新、變化，只是速度沒有像年輕時那樣迅速，我們的反應或許會比較遲鈍或者健忘，但是重複背個幾次終究記得住，這就是大腦細胞仍在成長的關係。

大腦活性與腦內循環有關

腦內氣血循環好，神經細胞的養分充足，也較易帶走代謝產物，所以我們在精神好的時候，很容易專注，也很容易記憶。在精神倦怠時，腦袋沉重反應遲鈍，說什麼話都聽不進去，這種狀況在上完一天班後，過度操勞的運動後，或是大病之後特別容易發生。在前幾年疫情肆虐時也很容易看到，沒錯，就是我們常說的腦霧，像是頭罩著一層霧，思考緩慢，注意力也不集中。

中醫調理，當然也要看是怎樣的問題，也就是辨證論治，依照症狀或證型推斷其病因病機，再依照這個病因病機來決定怎麼治療，常見到的有氣血兩虛、心氣不足、氣滯血瘀、痰濕阻滯等等。氣血兩虛是因為腦部的氣血不足，會考慮以黃耆、當歸等補養藥補充氣血；心氣不足則會直接影響到心主神明的功能，會考慮桂枝、大棗等補養心氣的用藥；如果是循環不好的氣滯血瘀，則應用丹參、紅花等來行血化瘀；痰濕阻滯則需要遠志、石菖蒲等祛痰開竅，同時還會考慮使用引氣上行的用藥讓藥性到達腦部，如升麻、柴胡等。

確保水分充足，顧好大腦

　　若是單純要補腦的話，最重要的蛋白質不可或缺，雞蛋具有充足卵磷脂，對腦細胞的生成極有益處；而不飽和脂肪酸 Omega 3 中的 DHA、EPA，也有助於腦部生成，因此鮭魚、鯖魚、秋刀魚可適量攝取，像是核桃之類的堅果也有 Omega 3，素食者也可考慮。若是偏向氣血循環不佳者，則可考慮肉桂、薑黃這類通經活絡的辛香料，在咖哩中含量最多了。此外像咖啡、綠茶等可引氣上行，醒腦通竅的飲料也可酌量飲用。

　　大腦有 75% 是水分，確保水分充足可能是顧好大腦第一要件，同時要避免傷腦的行為，比如菸、酒、精製糖應盡量避免。大腦多是在睡眠時整理及修復，因此有良好且充足的睡眠，對於大腦也相當重要。最後仍然是運動，可促進腦部的氣血循環，任何運動皆可，

如跑步、騎單車、太極拳、導引術等等，重點在於持續。

氣功導引 ➡ 五禽之戲：鳴天鼓（詳見 P.053）
五禽之戲：頭部按摩（詳見 P.045）

穴位按摩

◆ 百會

位於頭頂正中線，前髮際後五寸，後髮際前七寸，約為與兩耳尖連線交叉點之處。

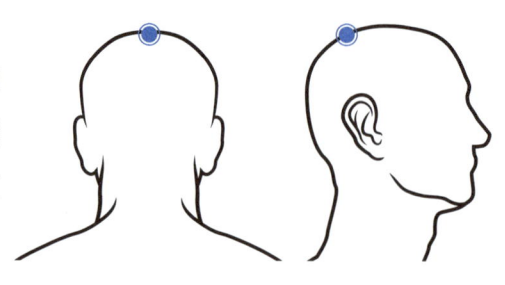

◆ 風池

位於頸後，左右側皆有，在耳後兩大筋之間，顱骨正下方凹陷之處。

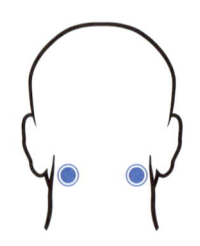

焦慮不安

無法擺脫的負面情緒

我們常會勸說深陷負面情緒的人「別想那麼多啦」、「想開一些」、「讓心情好起來吧」,但真正的焦慮憂鬱並不是動一動、深呼吸,或是想擺脫就能擺脫。背後原因可能來自家庭壓力、工作環境、生理問題、某些特定的外來物,甚至是毫無由來的情緒低落,就像是地上有個泥沼,讓我們一點一點的深陷其中,阻止我們做出改變。

過激情緒造成的不良影響

跟開心、憤怒、悲傷一樣,焦慮也是人的正常情緒,是生活所需,但是有某些原因導致我們在離開焦慮環境時,仍然無法擺脫這樣的情緒。人會持續焦慮的原因非常多元,有較容易焦慮的個性所導致,被腦內神經傳導物質所影響,也有來自外在環境的壓力,以及遺傳使人本身就容易焦慮。其中最常用的方式就是透過藥物調整腦內的傳導物質,傳導物質過低,則給予補充或是減少回收,或是

影響神經，達到抑制神經的作用，然而因為都是作用在神經上，或多或少都有些副作用。

自古以來，中醫將致病因素分為外感與內傷，其中內傷就是指怒喜憂思悲恐驚等過激情緒對身體造成的不良影響。因此中醫也一直致力於改善心理的情緒問題，會引起焦慮的病因病機很多，常見的比如因為先天或過勞引起的心氣不足，因壓力使氣機不順而導致的肝鬱氣滯，代謝失常所引起的痰濕蒙竅，或是因氣血不順所導致的瘀血阻絡等，分別會考慮以甘麥大棗湯、逍遙散、溫膽湯、血府逐瘀湯等方劑來治療，可能還會依照症狀表現不同，搭配使用安神、定志、通竅等其他藥材。

Omega 3 有助維持大腦正常運作

要解除焦慮，首先要讓大腦健康，優質蛋白質，好的脂肪，特別是 Omega 3，都有助於維持大腦的正常運作，比如雞蛋、牛奶、鮭魚、鯖魚等等；能夠抗氧化，清除腦中代謝產物的食物，比如深色蔬菜、青花菜、萵苣等，或是新鮮蔬果，例如香蕉、柑橘類等；大量飲水或某些花草茶，比如玫瑰、薰衣草、洋甘菊等等也有幫助。需要避開的則是加工食品、菸酒、咖啡、甜食等。

當然最重要的還是要避免在容易產生焦慮的環境待太久，比如家中、工作環境或獨處的時候；運動可調整腦內神經傳導物質，特別是需要配合呼吸的運動，如瑜伽、慢跑、導引術等。然而踏出第

一步是最困難的,要設法鼓起勇氣動起來,氣血通暢後會使情緒稍微改善,接下來要持續就容易多了。

氣功導引 → 八段錦:背後七顛百病消(詳見 P.042)
八段錦:搖頭擺尾去心火(詳見 P.033)

穴位按摩

◆ 百會

位於頭頂正中線,前髮際後五寸,後髮際前七寸,約為與兩耳尖連線交叉點之處。

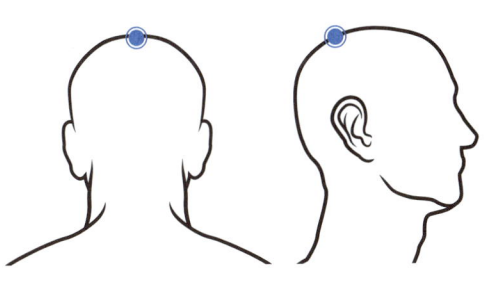

◆ 內關

兩手皆有,位於前臂內側,手腕橫紋往手肘之處,約兩寸,即三根手指寬之處,位於兩筋之間,約是在中指之上。

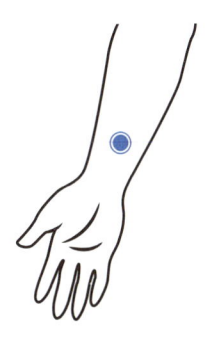

第三部

健美體態

人是視覺的動物,第一印象相當重要,
誰不想將外表打理得光鮮亮麗。
體態優美的先決條件,就是由內而外的眞正健康。

> 減重

體重不是重點，體態才是！

　　我們減重的最終目的並非體重計上的那個數字，而是希望體態好看，也就是適當的肌肉與脂肪比例，因此體重減少的同時，必須增加肌肉量，除了外型好看以外，肌肉還可以保護身體、增加代謝、調節內分泌、降低罹癌與死亡風險、抗衰老等。

　　大約四十歲以後，肌肉量就會隨著年紀以每年 8% 的速度減少，《黃帝內經》提到，人體肌肉最壯盛的年紀約莫是三四十歲，之後開始退化，因此所謂養生，並不是銀髮族才需要注意的事情，而是在中壯年時就要開始保養，現在就一起增肌減脂吧。

創造熱量赤字可以這樣吃

　　現代社會大家都吃得很不錯，這些多餘的熱量就轉成脂肪堆積起來，造成脂肪多、肌肉少的虛胖體質。大家都在問，吃什麼才會瘦，但事實上，不吃才會瘦，要使人體的熱量輸出大於輸入，才有

機會減少體內的脂肪，也就是所謂的熱量赤字。熱量輸入當然是飲食，輸出則有三個部分，基礎代謝、產熱效應、身體活動，其中占比最大的是基礎代謝，也就是躺著什麼都不動時所消耗的熱量，約占 60～70%，其次是身體活動，包括工作及運動等，約占 20～30%，代謝食物的產熱效應約 10%。

飲食對於體重的影響遠高於運動，因此我們會說 7 分吃 3 分練，減重最重要的還是控制熱量攝取，首先避免 NG 食物，比如含糖飲食（餅乾、甜點、汽水、珍珠奶茶等等）、精緻澱粉（麵包、麵條、饅頭、包子、肉羹、蓮藕粉等有勾芡的食物都是）。可以多吃蛋白質、蔬菜類，但水果要留意，台灣號稱水果王國，很多水果越來越甜，糖分越來越高，這些也可能會列為危險食材喔。

經過鍛鍊就能把脂肪變肌肉？

運動對減重效果有限，跑步一小時消耗的熱量，還比不上一小碗白飯，但運動有助於延緩老化、促進氣血循環、調節身體機能，最重要的，還能維持好體態。或許還有人誤以為經過鍛鍊，可以讓脂肪變成肌肉，但現代生理學很清楚的告訴我們肌肉是肌肉、脂肪是脂肪，這是兩種完全不一樣的組織。想增肌就必須經過鍛鍊、增加蛋白質攝取，以促進肌纖維成長；想減脂就必須製造熱量赤字以增加熱量消耗，比如做有氧、減少食物攝取。

就中醫來說，脾主肌肉，有個善於消化吸收的脾胃系統，可以

適當的讓這些消化吸收後的養分,轉化為肌肉的一部分,而不是變成熱量貯存的脂肪組織,這時就需要中醫的另一系統「導引術」。從有中醫以來就有導引術,幾千年前的前輩們早已鑽研如何長生不老,莊子也說「吹呴呼吸,吐故納新,熊經鳥申,為壽而已矣。」提到這些動作是想要長壽的人做的事,導引術的種類很多,常見的包括五禽之戲、八段錦、太極拳等等,不同的導引術各有所長,但如果說到增肌減脂、有效改變體態,還是首推五禽之戲。

氣功導引 ➡ 基本功:馬步(詳見 P.020)
五禽之戲:右 / 左旋鹿奔(詳見 P.068)

穴位按摩

◆ **天樞**

位於肚臍兩側，正中線旁開兩寸，約三指幅，約為兩手往前叉腰，食指觸碰之處。

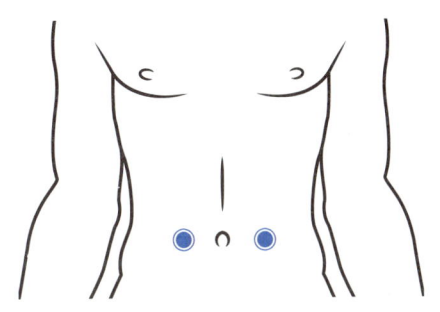

◆ **豐隆**

兩小腿皆有，位於外膝眼與外踝間連線中點，小腿肌肉上，多按壓有助於排痰濕，排除水腫。

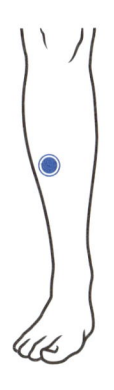

> 水腫

飲食不均、久坐族的困擾

「醫師，我是不是腎不好，最近腳都會水腫？」、「我早上起來眼睛都腫腫的，是不是心臟不好？」確實水腫有可能是腎臟病、心臟病引起的，其他例如肝病或癌症等也可能引起水腫，這些疾病都有相關檢查的明顯特徵或生化檢驗數據上的異常。不過臨床上常見的多半是飲食不均衡、久坐下肢缺乏運動等生活習慣所致，或受月經來潮、更年期症候群影響，遇到這些狀況或懷疑有水腫的，可按壓小腿確認。

辨明原因才能精準用藥

患者常在小腿按一下，就說自己水腫，殊不知按到的是肌肉，那只是缺乏彈性而已，我們要按的是脛骨處，肌肉少，較易確認是否真有水腫。一般來說，按下去完全沒有凹陷的為正常，有凹陷或回彈慢者才是水腫，凹陷越深、回彈越慢者，當然水腫越嚴重。如果凹陷較深的，可能水濕凝聚越多；而回彈較慢的，可能氣虛較厲

害，這些都會是臨床看診的考量。

水腫與中醫的水濕與氣虛有關，肺脾腎三臟的異常都有可能導致水腫，也有外濕入侵體表，導致體內氣血循環不佳所致，甚至飲食不節、過油過鹹也是原因。當然要辨明原因才能精準用藥，比如肺脾腎虛者，先調理虛的臟腑為主；如是外來濕氣，著重於排除外濕；氣血循環不佳，則要行氣活血，還要看體質的屬性為寒或熱，在利濕的基礎上，分別給予溫陽或清熱處方。

如需久坐，每隔幾分鐘換姿勢

飲食上先了解是怎樣的偏差引發水腫，如是愛美節食導致營養不良，請先恢復正常飲食，特別是攝取足量蛋白質；如是嗜食厚味過鹹，則要清淡飲食。虛寒體質，須戒生冷寒涼飲食，以免寒濕傷脾，影響水分代謝；濕熱體質，可考慮冬瓜、綠豆等利水食物；寒濕體質，可用生薑、桂枝等溫陽利水。但如果不清楚體質，較溫和的薏苡仁比較安全。

平時最重要的是避免氣血循環阻塞，維持良好心情是避免氣滯血瘀的重要條件；避免久坐，也是臨床上常告誡的事，久坐不僅會讓下肢循環變差而導致水腫，也對身體健康或壽命造成不良影響。但是現在的工作環境，很難讓人多起身活動，因此如有需要久坐，就每隔幾分鐘變換姿勢，避免同一條血管或同一塊肌肉的壓迫，讓不同的身體組織共同分擔壓力。

氣功導引 → 五禽之戲：下肢按摩（詳見 P.057）
八段錦：兩手攀足固腎腰（詳見 P.036）

穴位按摩

◆ **三陰交**

兩腿皆有，位於小腿內側，內踝尖上方三寸，約四指幅，脛骨後緣之處。

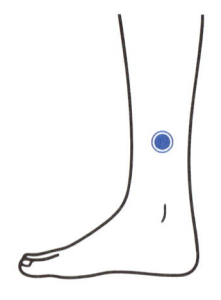

◆ **豐隆**

兩小腿皆有，位於外膝眼與外踝間連線中點，小腿肌肉上，多按壓有助於排痰濕，排除水腫。

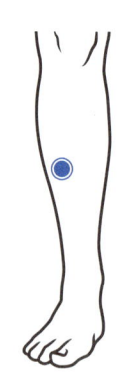

> 腰圍

許多重要臟器都在腹部

「櫻桃樊素口，楊柳小蠻腰」，是形容唐代名詩人白居易的歌妓小蠻，她的腰就像楊柳一樣纖細輕柔、吹折易斷，時至一千多年後的今日，很多人仍以細腰為美，甚至流行過反手摸肚臍或 A4 紙那樣病態的腰。

有可能只瘦腰而不瘦其他地方？

其實，過胖或過瘦都不好，衛服部建議男性腰圍不得大於 90 公分，女性不得大於 80 公分，若超過這個標準就屬肥胖。為何會特別在意腰圍？是因為許多重要臟器都在腹部，這部位脂肪過多對健康影響較大。相對來說，若是腰圍過細，可能營養不良或核心肌肉過少，對健康也有不良影響。

我們是否有可能只瘦腰而不瘦其他地方？勤練仰臥起坐是否有效？正因這個部位的重要臟器較多，為了保護器官，比起其他部位，腰部是最容易累積脂肪且消除得較慢。人體在消耗脂肪時是全身一

起減少的，雖然腹部運動會增加附近區域的代謝，也會加速脂肪消耗，但幅度不多，很難樂觀的認為可以光靠這些運動就讓腰變瘦。

說穿了還是要靠熱量赤字，也就是我們常說的減重 7 分靠吃 3 分靠練。想讓腰部曲線好看，腰部肌肉的鍛鍊不可少，前述的仰臥起坐其實滿傷腰椎的，建議可使用捲腹，也就是腰部不離開地面的方式鍛鍊。

適度腰瘦不只好看更健康

說到瘦，策略不是加法而是減法，首先避免熱量過多，例如精緻澱粉、含糖飲食、加工食品都是大敵。等我們計算好熱量，增加耗能食物的比例才有意義，比如雞蛋、肉類等蛋白質，消化這些本來就會消耗較多熱量；再來是增加代謝的飲料，如綠茶、咖啡等，請切記不能加糖。另外可增加飽足感的低熱量飲食，如蔬菜、蒟蒻等，最後大量的飲水也不可少。

腰瘦不僅是為了好看，更重要的是健康，因此不要只計較腰圍大小，還要讓線條分明，也就是增肌減脂。就中醫的觀點來說，腰為腎之府，腰的無力也跟腎氣不足有關，我們除了補腎以外，還會考慮促進氣血循環、排除濕氣、增加肌肉量等，或用中藥，或用針灸。平時腰部很容易受寒氣或水濕影響，也很容易因為使力不當而受傷，為了腰部的健康，請務必注意這些因素，要加強腰部的鍛鍊，也可考慮對腰有好處的導引術。

氣功導引 ➜ 五禽之戲：鴟眼顧盼（詳見 P.077）
八段錦：兩手攀足固腎腰（詳見 P.036）

◆ **腰圍的量法**

衛福部建議的腰圍測量方法是：早晨空腹時，除去腰部覆蓋衣物，輕鬆站立，雙手自然下垂。將皮尺繞過腰部，調整高度使其能通過腹部中線（骨盆上緣至肋骨下緣的中線），並與地面保持平行，緊貼皮膚但不擠壓。在吐氣結束時，測量腰圍數值。

穴位按摩

◆ 帶脈

位於腰之兩側,與肚臍同高度、腋窩正下方之交叉,約為兩手叉腰的虎口之處。

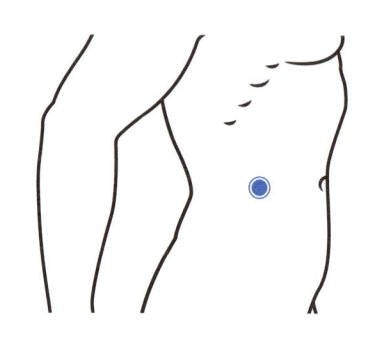

◆ 天樞

位於肚臍兩側,正中線旁開兩寸,約為兩手往前叉腰,食指觸碰之處。

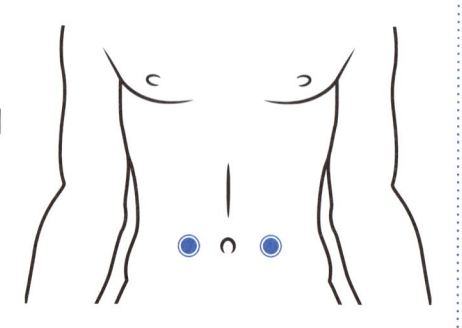

豐胸

脂肪分布全由基因決定

　　雖然不常見，仍時不時有想豐胸的患者，但遠不如減重的患者，或許是社會風氣影響，大家喜歡瘦而不喜歡胖吧。是的，豐胸跟胖比較有關連，原則上在非哺乳期，胸部的組成大部分是脂肪，所以想豐胸的患者也以瘦的居多，當我們說明人體生理與豐胸原理後，請她回去多吃時，通常一臉失望。

創造熱量盈餘才有可能豐胸

　　身體脂肪如何分布全由基因決定，有人容易囤積在胸部，就有人容易囤積在腹部與腰部，身材的比例看父母親就知道大概。我們在攝取熱量有盈餘時，會依照體質的不同，累積脂肪到不同部位，因此想豐胸就要累積脂肪，要累積脂肪就要創造熱量盈餘，創造熱量盈餘就不可避免的連腰臀都會豐滿起來。

　　難道我不能只要豐胸嗎？其實還是有方法的，我們讓脂肪容易在乳腺附近成長就好。就中醫理論來說，乳房與脾胃相關，所以有

關於體積，還是要把脾胃調好，有胃口進食，才有本錢豐胸，這是基礎中的基礎。但要怎麼讓脂肪囤積在胸部呢？要靠另一個理論，就是乳頭與肝相關，想豐胸的患者，除了體型較瘦以外，還有另一個共通點，就是不愛說話，常常悶悶不樂，屬於肝鬱氣滯的體質，肝氣不通，乳腺也不通，因此脂肪不容易在此囤積，這樣的患者有個特點，就是在生理期前，容易發生乳房脹痛的症狀。

山藥排骨湯是好選擇

豐胸的食療，最重要的是脂肪與澱粉，沒有熱量就沒有胸部，但要注意的是，也要多補充蛋白質，以促進乳房中膠原蛋白的生成，以免未豐胸先下垂，比如肉、奶、蛋類；大家可能不知道維他命 C 也能促進膠原蛋白生成，蔬菜如花椰菜，白、綠皆可，水果如芭樂、柑橘類等，都可適量攝取。含有植物雌激素的食物，最常見的就是大豆製品，如豆漿、豆腐、豆乾等；像是中藥會用到的山藥，以及甜點的葛粉，也可多攝取，因此山藥排骨湯就是相當好的選擇。

前述提及肝鬱氣滯對乳房成長相當不利，因此最重要的是保持心情愉快，適當出遊、從事喜歡的活動，對於氣血循環都有幫助。按摩乳房周邊也能促進循環，運動也略有幫助，如果運動後腰瘦了，胸部看起來也會比較豐滿不是嗎？

氣功導引 ➡ 八段錦：左右開弓似射鵰（詳見 P.025）
五禽之戲：白鶴張胸（詳見 P.075）

穴位按摩

◆ **足三里**

兩腿皆有，位於小腿外側，外膝眼下三寸，約四指幅，脛骨緣向外旁開一寸，約一指幅之處。

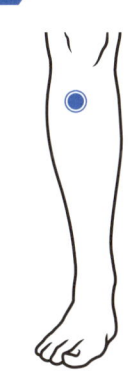

◆ **乳根**

位於兩乳下，胸正中線旁開四寸，約在乳頭直下之處，第五肋骨下間隙之處。

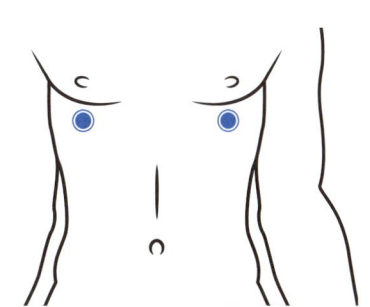

> 厚臀

穩住髖關節,提供行走的動力

　　台灣主流的審美觀是纖瘦,多數人不希望自己身上多一分肉,對體重斤斤計較,運動多一點,就擔心自己變成金剛芭比。西方正好相反的崇尚健美,不僅希望線條明顯,甚至在自然發育外,還會使用某些新科技壯大聲勢,比如荷爾蒙、手術填充等,以女性來說,最明顯的就是豐胸與翹臀。

腰痛、膝痛、腳無力,都因臀肌無力

　　撇開主觀的美感,其實臀部是身體相當重要的部位,自從我們的祖先從四腳著地爬行,改成兩足站立行走以後,臀部對於人類的生活就成了關鍵的角色,除了要穩定住髖關節,讓人維持直立狀態以外,還要提供人往前走的推動力。因此舉凡腰痛、膝痛、腳無力、坐姿站姿不良,都與臀部肌肉無力有關,嚴重時還會跑步無力、上下樓梯困難、走路不穩、容易跌倒。

　　就中醫來說,肌肉要強健,屬於脾主肌肉的部分,而且這區是

膽經與膀胱經所經之處，所以跟主導膽、膀胱的肝、腎也須納入考慮。如果是屬於肌肉的脾不足，出現肌肉塌陷、活動無力者，會考慮使用小建中湯、四君子湯等調養脾胃的處方；屬於肌腱的肝不足，出現肌腱緊繃、屈伸不利者，會考慮使用四物湯、逍遙散等入肝活血的方劑；屬於骨關節的腎不足，會有骨質疏鬆、關節痠痛的問題，需要腎氣丸、健步丸等補腎方劑。穴位可以選擇局部的環跳穴、循經取穴的陽陵泉、補氣養脾的足三里等。

蹲馬步是鍛鍊臀部的基本功

想要臀部豐厚有力就別再節食了，請充分攝取能量，而使身體肌肉合成的第一要件，是多補充奶、蛋、肉、豆類等優質蛋白質，以提供肌肉成長的元素；同時也補充足夠的優質脂肪，如魚油、堅果等等。有助於補脾胃的藥材如山藥、黃耆，幫助氣血循環的當歸、丹參等，也可適量食用。但請避免糖類、精緻澱粉、加工食品等，以免熱量攝取過多，形成脂肪而堆積到他處。

要避免臀部塌陷無力，就是多多使用它，讓臀部肌肉知道我們需要它，讓它知道需要維持強健。避免久坐是最重要的，久坐除了缺乏運動以外，還會長期壓迫此處肌肉，進而加重其無力、鬆弛的狀況。如因工作因素須久坐，也務必多換姿勢或起身活動。

說到運動，走路是最容易的，游泳、騎車、爬山、爬樓梯等，只要是能動到髖關節都有助於臀部鍛鍊，但就臀部最好也最完整的

訓練，莫過於蹲馬步，其他如臀衝、臀橋等孤立訓練，也可以隨喜好列入鍛鍊清單。

氣功導引 ➔ 基本功：馬步（詳見 P.020）
五禽之戲：右 / 左旋鹿奔（詳見 P.068）
五禽之戲：鹿觝蹬蹄（詳見 P.065）

穴位按摩

◆ **足三里**

兩腿皆有，位於小腿外側，外膝眼下三寸，約四指幅，脛骨緣向外旁開一寸，約一指幅之處。

◆ **環跳**

兩臀皆有，位於大轉子後方凹陷處，約手往後叉住髖關節，中指可觸及的最凹陷處。

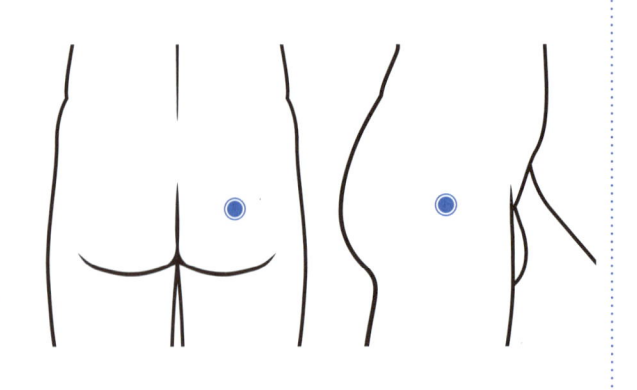

第四部

養好氣色

遠望的重點是儀態,近看的重點就是臉色,
是否容光煥發,與身體的健康息息相關。
血氣皆上於面,五臟六腑的健康都會呈現在臉部的氣色上。

> 婦科病

從生理期症狀推斷體質

　　常有人說，月經來時稍微痛個幾天就過去了，頂多服個止痛藥就好。但就我們中醫師看來，只要月經來有不適，就有需要進行調理。在診間遇到女性患者，即便不是來看月經疾患的，問診最後也多半會問到月經狀況，包括經期是否規律，質與量是否正常，是否有其他疼痛或相關症狀等；甚至在中醫診斷的十問歌裡，還有「婦女尤必問經期，遲速閉崩皆可見」的描述，這是因為我們會從月經的狀態來推斷患者的體質。

子宮肌瘤患者服用中藥是安全的

　　年輕時學習中醫學，老師總是說，為女性診斷會比男性容易得多，是因為女性較男性多了月經這個線索可以推斷病因病機，比如量少可能意味著血虛、血瘀或血熱；腹痛可能宮寒、血虛或血瘀；週期不正常可能肝、脾或心、腎出了問題；經前煩躁、情緒不佳，可能肝鬱或脾虛的毛病。搭配其他的症狀、舌脈內容，可以更精確

了解患者發生了什麼事，而且月月報到的月經，也可以讓我們評估用藥後，體質的改善程度。

在診間也常看到女性患者在我們開立處方時，憂心忡忡地說她有子宮肌瘤，補血或通血路的藥別開，更有患者直接點名不要開四物湯，這明明與我們的臨床經驗不符。現在的醫學證據說，與子宮肌瘤相關的藥物只有女性荷爾蒙及其相關製劑；因此我們做了相關的研究，結果發現，服用中藥的子宮肌瘤患者，後續手術的風險比起未用中藥的患者顯著降低。而大家很在意的四物湯，其風險比其他中藥更低，也就是說，服用這些中藥是安全的，讓我們鬆了一口氣。

疼痛發作可熱敷下腹部或腰際

因為月經疾病的症狀體質多元，我們很難說某種食療可以改善所有的不適，最安全的是多吃蛋白質、深色蔬菜、根莖類食物。至於有症狀者，則是依體質狀況調理，虛寒者建議多喝桂圓紅棗茶或薑茶；燥熱者可多服用綠豆薏仁湯等；氣血不順、沒事就生氣者，建議多喝花草茶，最經典的莫過於玫瑰花茶，但因為玫瑰花活血行氣較強，多了可能會腹瀉，需要特別注意。

無論體質怎樣，中醫師總會叫月經有異常者不要吃冰，其理論就是吃冰或寒涼物會讓子宮的陽氣變弱，產生宮寒，使症狀更嚴重。但問題是子宮離胃那麼遠，怎麼會產生宮寒呢？我認為這應該不是

低溫影響到子宮，而是腸胃受影響，導致血液系統循環不佳，進而使患者疼痛，症狀就與宮寒相當類似。因此，要是月經來疼痛正在發作，建議熱敷下腹部或腰際，循環改善，也能減輕疼痛。

氣功導引 ➡ 五禽之戲：鹿觝蹬蹄（詳見 P.065）
　　　　　　　八段錦：兩手攀足固腎腰（詳見 P.036）

穴位按摩

◆ 三陰交

兩腿皆有，位於小腿內側，內踝尖上方三寸，約四指幅，脛骨後緣之處。

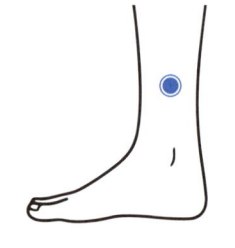

◆ 陰陵泉

兩腿皆有，位於小腿內側，膝關節後下方，脛骨後凹陷處。

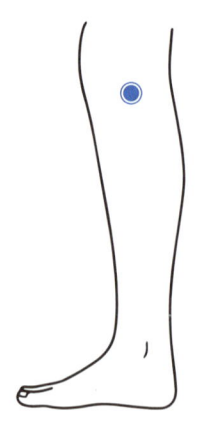

疲勞倦怠

明明沒做什麼，卻一直覺得很累

「醫師，為什麼我最近這麼容易疲倦？」、「明明沒做什麼事，卻一直覺得很累。」原因可能是最近太忙、工作倦怠、體力透支等外部因素，以及更年期、心臟病、肝臟病等內在因素，排除這些，還有可能歸因在氣候變化所致。節氣轉變，如春轉夏、夏轉秋之際，許多人就不約而同，明顯感到疲倦。

是內在體虛，還是外在節氣病？

常見的勞倦，主要是由體虛導致，患者常說：「我以前都不會這樣，為什麼最近一直很累？」我常開玩笑說因為年紀的關係，雖然年紀確實是衰老的主因，但衰老是一個漫長的退化過程，不太會一下子就有很快的變化。因此，飲食不足、操勞過度，是更常見的因素，人一體虛，氣血供給大腦運作的能量不足，因此就備感倦怠了。

有時可能患者經診察沒有體虛的徵兆，我們就會懷疑是否因為

痰濕、血瘀等病理產物，導致氣血運行不暢所致；外來的濕氣也有可能會阻礙氣血循環，而覺得困頓，因此在節氣交替時，特別是下雨、起霧等濕氣重時，人會更顯得倦怠。

就中醫來說，體虛分多種型態，比如氣虛、血虛、陽虛、陰虛，而心肝脾肺腎等五臟，依照其特色也都各有不同的虛，因此加起來就有十幾種組合。比如雖然都會疲倦，心氣虛還要加上心悸、胸悶、睡不著、續航力不足等症狀；又比如腎陽虛，則是疲倦再加上怕冷、腰痠背痛、頻尿、腹瀉、性功能減退等等。

因此中醫在補虛並非僅僅是開立人參或黃耆就了事，而是要精準辨別究竟是哪個臟腑虛，又是哪種型態的虛，這樣才能用藥精確，效果顯著。

情緒激動容易耗傷臟腑元氣

同樣的，疲勞倦怠的食療也要先辨別是哪種類型的倦怠，才能使用正確的食物，比如怕冷的陽虛，適合蔥、薑、肉桂等溫裡食材；口乾舌燥的陰虛，適合白木耳、蓮子、百合等補陰食材；如是濕氣引起，則會考慮黑豆、薏苡仁等食材。一般來說，還是以營養充足、容易消化的食材為主，如牛奶、雞蛋、魚肉等蛋白質，或是山藥、地瓜、馬鈴薯等優質澱粉，都可適量取用。同時要避免辛辣、油膩、生冷或過於刺激的食物。

疲勞倦怠的人，首先要避免過於透支體力，比如勞逸均衡的工

作及休息、規律的生活作息、適度運動等等。其次要注意情緒的波動，大喜、大怒或大悲等激動情緒，容易耗傷臟腑的元氣，平穩的心情也是養生的要訣。

然而會來就診的患者，大多數都是工作壓力所迫，無法好好休息，因此除了調理體質以外，下面的養生導引和穴位按摩也可多多嘗試。

氣功導引 → 八段錦：兩手托天理三焦（詳見 P.023）
八段錦：攢拳怒目增氣力（詳見 P.040）

穴位按摩

◆ 氣海

身體前方正中線，肚臍下方一·五寸，約二指至三指寬之處，為人元氣所生之地。

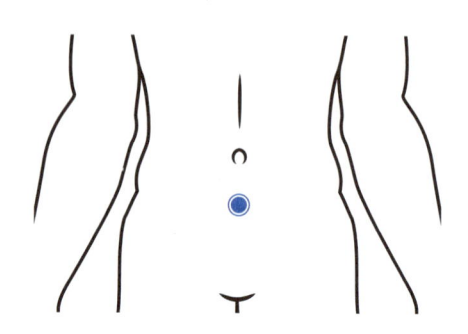

◆ 足三里

兩腿皆有，位於小腿外側，外膝眼下三寸，約四指幅，脛骨緣向外旁開一寸，約一指幅之處。

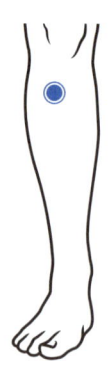

> 黑斑

為什麼更年期後開始長斑？

「我最近黑斑變多，能不能除斑啊？」、「臉色越來越暗沉，也沒有光澤了！」、「這陣子用藥，好像黑斑變淡了！」偶爾會在診間聽到這些對話，然而黑斑問題就像白髮一樣，實際關心的人不多，也非健保所給付的項目，所以大多數都是在診療其他疾病一段時間後，比如月經異常、更年期症候群等等，才逐漸發現有所改變。當你越在意黑斑問題，改善越緩慢，等放下心來，過一段時間後，才能有滿意的回報。

老化、日晒，均易造成黑色素沉澱

黑斑會發生，主要是皮膚的黑色素沉澱，老化是重要因素，其次是日晒、壓力過大、作息失常等等，臉上、身上都有可能發生，但最常看到的部位還是在臉頰兩側。雖然又稱肝斑，但實際上與肝臟並無太大關係，臨床上容易在中年以上的女性身上看到，或許與上述危險因子有關。

中醫認為「心者，其華在面，其充在血脈」，也就是面色的光采與心所主管的血液循環息息相關，如果血液不足，面色容易萎黃、慘白、起皺摺；血液循環不好，容易血瘀，特色是身上容易出現斑點或暗沉。這在我們望診中的舌診是重要的診斷依據，當然也有可能出現在其他部位的皮膚上，若在臉上就是黑斑了。

　　女性在接近更年期前後，容易出現氣血不足的體質，若又缺乏運動，會有血瘀的狀況，所以容易出現黑斑，如果年輕人有類似體質，也一樣會有黑斑。因為我們在調理更年期或月經失調，大多都有血虛或血瘀的問題，這也是為何在治療這些疾患時，黑斑會同時改善，這個改善也表示體質逐漸轉好。

11 點就寢，血循歸肝的養血好時機

　　想要淡斑有光澤，首選是維他命 C，可多食用奇異果、番茄、芭樂等；其次是含有黃酮類食物，如豆類、葛根等。然而就中醫來說，要改善循環，還可考慮促進循環的花草茶，最具代表性的就是玫瑰了。要避免的則是促進發炎、加速老化的食物，如精緻糖類、高溫油炸或燒烤。抽菸對皮膚不佳，當然也要避免。

　　比起吃什麼不吃什麼，淡斑最重要的是防晒，盡量待在室內，如要外出，陽傘、防晒乳不可少。維持好心情、減輕壓力有其必要，並建議適當運動，能促進氣血循環。良好的生活作息很重要，特別是晚上 11 點後，盡量躺在床上休息，此時血循歸肝，正是養血好時

機。也要注意不給皮膚太多負擔，比如過度清潔或化妝等。

氣功導引 ➡️ **五禽之戲：臉部按摩（詳見 P.047）**

穴位按摩

◆ **巨髎**

位於顴骨突起下方的凹陷之處。

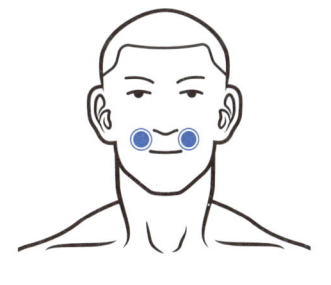

◆ **三陰交**

兩腿皆有，位於小腿內側，內踝尖上方三寸，約四指幅，脛骨後緣之處。

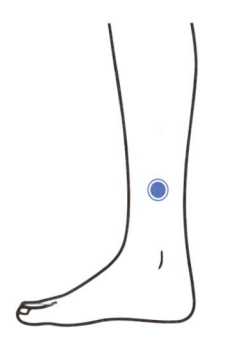

> 青春痘

不限性別年齡，男女老少皆有

「醫師，我臉上最近開始冒痘痘了」、「你長青春痘啦，要變年輕囉」，偶爾會在診間跟患者開這樣的玩笑，幾乎每個人都有長青春痘的經驗，而且不限性別與年齡層，男女老少皆有，只是青少年的盛行率比較高，所以我們會將它稱為青春痘。在醫學上，我們稱它為痤瘡，而痤瘡有很多種，最常見的是尋常性痤瘡，很多人看到青春痘時，總是手癢想擠它，但小心這會讓它變成更嚴重的其他類型痤瘡。

粉刺沒護理，發炎就變青春痘

它容易在青少年身上發作，主因來自年輕的皮膚活力良好，皮脂腺分泌旺盛，皮脂腺分泌的油脂可以潤澤肌膚，因此年輕人的臉皮看起來水嫩，但一不小心分泌過多塞住就成為粉刺，若沒好好護理，發炎後就成了青春痘。青春痘其實在全身上下都可能發作，臉部、頭部、頸部、背部都見過，只是臉部皮脂腺最多，也更容易被

注意到。

長青春痘的常是濕熱、痰濕、血瘀等體質，其中以濕熱最常見，不管是火氣較大的肺熱，或是飲食不當的脾濕，都可能使青春痘發生率上升，這時我們就需要桑白皮、黃芩等清除肺熱，或是茵陳蒿、梔子等祛除脾濕，當然兩者也常合併發生。如果是久發不癒或是發後留疤者，就需要考慮芍藥、牡丹皮等活血散瘀的藥材。當然僅僅是體內治療還不夠快，我們也會搭配外用藥膏，如含有上述藥材的膏劑，於患處塗抹，療效直接，亦可與內服藥共收雙管齊下之效。

維持正常作息少熬夜

既然青春痘與濕熱體質有關，就有必要避免讓體質轉濕熱的食飲，比如油膩的洋芋片、炸雞，精緻糖類的含糖飲料、糕餅，或過於溫補的麻油雞、燒酒雞等等。某些食材特別會加重皮膚疾病，稱為發物，也應極力避免，蔬果如竹筍、芒果，帶殼海產如蝦、蟹，或易上火的花生、堅果類。想減輕濕熱體質，絕對要大量飲水，比平常建議的量更多，同時可食用像是綠豆、薏苡仁、銀耳、蓮子等清熱利水的食材。

青春痘的預防，首先是維持正常的生活作息，盡量少熬夜，以免火上加油；同時注意皮膚清潔，以免油脂過多而阻塞。適當運動、不碰菸酒，都有助避免助長濕熱體質；留意防晒以免皮膚老化。還有大家容易忽略的，保持心情愉快可避免肝鬱化火，一旦火氣過旺

而表現在臉上，就有可能形成青春痘。

氣功導引 ➡ 八段錦：搖頭擺尾去心火（詳見 P.033）

穴位按摩

◆ **合谷**

位於兩手虎口處，約在食指上掌骨中段向拇指之處，將拇指與食指捏起，突出的肌肉處即是。

◆ **曲池**

兩手肘皆有，位於手肘外側，約肘橫紋盡頭之處。

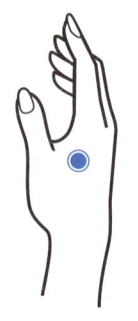

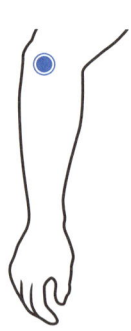

> 氣色不好

循環不佳讓氣血無法走到肌膚

「醫師，同事都說我最近氣色變好了」、「我最近感覺臉色越來越有光澤」，這樣的對話在診間比比皆是，相較於淡斑、消痘，讓肌膚更有氣色、白裡透紅，就是中醫較擅長的項目。屬於消去的瀉法雖然也很重要，但我們更重視增強的補法，有個概念是這樣的，如果不能確定患者該瀉還是該補，則應優先考慮使用補法，以避免消耗氣血。而我們在調理虛證時，最主要的著眼點就是補益氣血。

四君子湯補脾胃、四物湯補血活血

若是氣虛，臉色看起來就會慘白無力；若是血虛，肌膚就會萎黃暗沉，這是由於氣血不足以運行於頭面的緣故。除了臉色顯老不好看以外，還可能容易產生疲倦頭暈、眼睛模糊無力、兩耳耳鳴重聽等症狀；嚴重者可能容易掉髮或白髮，因此出現老態。我們常說抗衰老，內容包羅萬象，而其中取效最快、效果最明顯的，應該就是優先補氣血了。

氣血主要的來源並非藥物，而是我們每天進食消化的食飲物，其中最重要也可被人體消化吸收的部分稱為水穀精微，這些才是生成氣血的基礎，經過吸收之後由脾胃共同作用而產生氣血，因此補養氣血的方藥中，免不了會有調養脾胃的部分。另外若是氣血循環不佳，也會讓氣血無法走到肌膚，導致肌膚萎黃無光澤，因此會考慮活血行氣的用藥，最常見的是八珍湯：以四君子湯補脾胃、四物湯補血活血。逍遙散同樣也有白朮、茯苓等補脾胃，當歸、白芍等補血行血的藥材。

吃好睡好氣色自然好

　　想要氣色好，當然也要吃得均衡，但有某些要素要特別攝取，比如優質蛋白質的奶蛋豆魚肉類等，其中紅肉補血效果較好；同時要攝取大量蔬果，以補充鐵質與維他命 C；適量攝取優質油脂，如堅果類，對皮膚修復也有幫助；最後要大量飲水，讓代謝更順暢。相反的，加工食品、糖類、精緻澱粉、油炸燒烤類等 NG 食物，就不建議攝取太多；至於菸酒，能免則免。

　　好氣色來自好睡眠，身體是在睡眠時進行修復的，所以我們說睡美容覺有其道理；其次避免日晒，紫外線是肌膚老化暗沉長斑的元凶，當肌膚老化之後才想回春美白，要做的努力比防晒多太多了。雖然飲食與服藥也會改善氣血循環，但運動卻能直接促進循環，一方面提供肌膚新養分，另一方面加速代謝廢物。

我們確實看到，比起不運動的人，有運動習慣的人，肌膚狀況好很多，熱愛戶外運動者，當然還是盡量避免在烈日下運動為妙。

氣功導引 ➡ 五禽之戲：臉部按摩（詳見 P.047）

◆ **足三里**

兩腿皆有，位於小腿外側，外膝眼下三寸，約四指幅，脛骨緣向外旁開一寸，約一指幅之處。

◆ **三陰交**

兩腿皆有，位於小腿內側，內踝尖上方三寸，約四指幅，脛骨後緣之處。

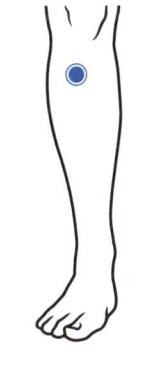

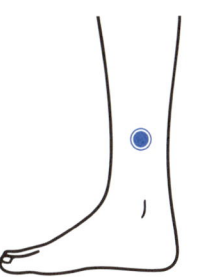

第四部　養好氣色

第五部

增肌凍齡

肌肉的多寡，關係到身體的年輕程度，
而氣血循環順暢，也與氣色好不好有關，
要看起來年輕不老，就要確保肌肉量與良好的循環。

> 手腳冰冷

冷到受不了，甚至無法成眠

　　年輕時，因為氣血相當充盈，對於手腳冰冷這事完全沒在意；等到有點年紀才注意到這種現象的大有人在。行醫後，手腳冰冷的患者時常出現，尤其女性居多，無論年老年少皆有。這問題在氣溫較低的國家更常見，比如日本稱為「冷症」，是頗受重視的疾病，冷症的嚴重程度不一，有人只是手腳冰冷，也有人連身體都怕冷，有些只有夜間手腳冰冷，嚴重的吹個風就開始不舒服，也有許多患者手腳冰冷到睡不著覺。

症狀看似簡單，其實成因複雜

　　雖然手腳冰冷看似簡單的症狀，但就中醫觀點來說，手腳冰冷的成因複雜，有身體真的虛寒的、有氣血不順導致血液難以流到手腳末梢的、也有情緒焦慮導致末梢循環不佳的，更有消化不良、感冒、中暑導致手腳冰冷的。當然長期處在寒冷的環境，比如冷藏庫之類，或是喜歡吃寒涼食物，如冰淇淋、生冷瓜果、生菜沙拉等，

也容易有此症狀。

平常來看診的女性患者，最常見的是體質虛寒的陽厥證、容易焦慮的氣厥證這兩種。前者是先天體質比較虛弱，可能氣虛或血虛，也可能氣血都虛，如果患者臉色蒼白，說話有氣無力，容易疲倦，怕冷氣怕風吹的，很有可能是虛寒體質。後者則是因為緊張焦慮導致末梢血管循環不良，於是壓力大時就出現手腳冰冷現象，這樣的患者多半說話較急或心情低落，比較容易呈現情緒上的不安。

保暖很重要，睡前泡腳是良方

這兩種體質的飲食調理略有不同，虛寒體質以補養氣血為主，不能吃太少，如果沒有體重控管問題，建議多攝取澱粉類，當然蛋白質與蔬菜也多多益善，最需避免寒涼食物，應多攝取溫熱食材，如蔥薑蒜等。而氣鬱體質以通暢氣血為主，前述的蔥薑蒜當然有幫助，還可適當飲用花草茶，讓鬱悶心情得以舒展。

兩者在生活上要注意的就是保暖，首先要留意風吹，天熱吹冷氣、電風扇都合情合理，但不要對著手腳直吹，有些患者容易在夜半腳抽筋，改掉這個習慣後，症狀就改善了。其次避免天涼時直接接觸冷水，可以加強使用手腳保暖的物件，如手套、襪子類，或在睡前用熱水泡泡手腳，也相當有幫助。適當運動絕對有必要，任何運動都可以，推薦以下的手指按摩法，這是五禽之戲中依照經絡循行設計出來的方式，手腳冰冷時不妨試試喔。

氣功導引 → 五禽之戲：手指按摩（詳見 P.044）
八段錦：攢拳怒目增氣力（詳見 P.040）

穴位按摩

◆ 合谷

位於兩手虎口處，約在食指上掌骨中段向拇指之處，將拇指與食指捏起，突出的肌肉處即是。

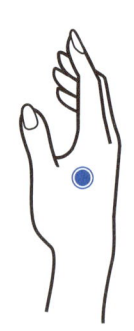

◆ 太衝

位於兩腳腳背，第一趾與第二趾趾蹼上方，約於關節後之凹陷處。

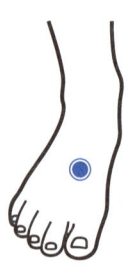

> 腰痠背痛

原因百百種，你是哪一種？

患者常一進診間就直接問我：「我腰常常痛，是不是腎虛？」在詳細的望聞問切之後，我給的答案往往是「不好意思讓您失望了，不是！」腰痛的原因百百種，只有其中一小部分是真的腎虛，而且也只有某些族群容易腎虛。

據說有八至九成的人一生至少會經歷一次腰痛，痛起來坐也不行、站也不行，更別說要彎腰或走路，無奈之下，只能躺著等它好。臨床上，腰痛的患者比比皆是，腰痛又名下背痛，那是否有上背痛？顧名思義，就是我們平常說的背痛，以脊椎的分布來說，胸椎，也就是附有肋骨椎體的區域屬於背部；而腰椎，沒附有肋骨椎體一帶屬於腰部；然而這兩處的疼痛常會相伴著一起發生，因此我們常統稱為腰痠背痛。

結構性與非結構性，內在與外在

腰痠背痛的原因相當多，有結構性的，可能是肌肉肌腱的問題，

如拉傷、扭傷、挫傷；或是脊椎骨骼的問題，如椎間盤突出、關節炎、骨刺、骨折等等。

也有非結構性的，比如肌肉發炎、免疫系統疾病等等，也可能是其他疾病引起，常見的如腎結石、腎炎；有些不明顯相關的疾病，如更年期、月經來潮、胃食道逆流、癌症等等也可能引起腰痠背痛；甚至連情緒問題、緊張焦慮，都可能是原因之一。

當我們排除自身原因之後，有許多外在因素也可能引發腰痠背痛，最常見的就是姿勢不良，久坐、久躺、長期看手機等等，所以診斷相當複雜，光這個疾病就可以寫成一本教科書了。

中醫治療腰痛，也需了解發生原因，如是外邪干擾引起，包括風寒濕等等，比如吹冷氣過度、下雨又吹風或長期處於潮濕之處，肌肉緊繃、經脈壅塞，導致腰痠背痛，就需要祛風散寒除濕，排除外邪為主；若是因為跌打損傷、姿勢不良，使氣血循環不暢，須以行氣活血化瘀為主；若是因為年老久病體衰導致的腎虛，我們才會考慮補養腎氣。然而除了這些常見的原因以外，如果是因為其他臟腑的問題，治療就更複雜了。

強壯的核心就是腰部的保護帶

依照不同的原因、不同的體質，食療建議略有不同，比如受風寒濕的腰痛，可考慮偏發散的食材，生薑、肉桂、薏苡仁等等；如是氣血循環不好的，建議多喝溫水，適當食用深色蔬菜、深海魚類

等等；如是年老腎虛者，可適當食用根莖類或堅果，如核桃、腰果之類。同時也要避免食用過多生冷瓜果、寒涼冰品，以助保存腎氣。

平常最應注意的就是姿勢正確，包括坐姿站姿以及搬東西的姿勢，腰部的脊椎若是不正，督脈不暢通，就容易痠痛。其次避免過度長期負重，也避免瞬間給腰部太多負擔；同時避免腰部受風寒濕，比如風吹腰部、汗出受風、衣裡寒濕等等。建議適當的鍛鍊腰部肌肉，強壯的核心就是腰部的保護帶。

氣功導引 ➡ 八段錦：兩手攀足固腎腰（詳見 P.036）
八段錦：五勞七傷往後瞧（詳見 P.030）

穴位按摩

◆ 腎俞

位於腰之後側,與肚臍同高度,脊椎旁開一·五寸,約為兩手往後叉腰,中指觸碰之處。

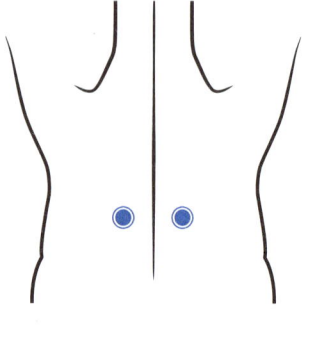

◆ 委中

兩腿皆有,位於膝關節後側,兩側膝膕正中心,約為膝後側兩大筋之中心點。

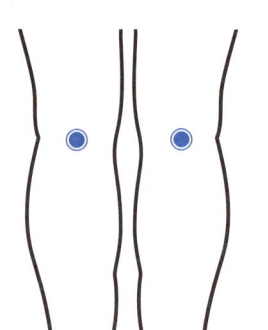

關節痠痛

老化是主因，雖然傷人卻是實情

「醫師啊，最近秋冬到了，我關節就開始痠痛」、「我甚至吹冷氣、電風扇都會關節痠痛」、「為什麼以前都不會，最近卻很容易關節痛呢？」我實在很想直接回一句：「因為年紀大了。」

這句話聽起來有點傷人，但卻能解釋大部分的病情，很多地方會引發疼痛，除了腰椎以外，最常看到的可能就是手指與膝關節了。這些關節有時痛起來又重又沉，早上起來感覺僵硬活動不便，動一動會改善，嚴重時還會像針刺一樣難過，但有時卻完全無異常，就跟常人一樣。

通則不痛，痛則不通

關節疼痛的原因並非一句年紀大就能完全解釋，還有其他更細的機轉，有年紀體質問題、有免疫異常問題、有生活工作所致。這裡會著重在因年紀退化導致的疼痛為主，當然年紀是很重要的因素，退化導致末梢循環不良、關節肌腱緊繃、關節液減少、骨骼磨損，

都是疼痛發生的原因。有的患者常常在寒濕的環境下工作，有的患者過度使用關節，甚至飲食不良、缺乏運動或有舊傷，全是關節疼痛加重因子。

中醫有句名言「通則不痛，痛則不通」，指的就是氣血循環不暢通時引發的疼痛，然而很多原因都可能引發循環不良，比如寒氣導致血管收縮引發疼痛，發熱發炎使局部血液滯留產生疼痛，氣血虛使循環不足而疼痛，甚至痰濕使氣血凝滯也會產生疼痛，不一而足。

臨床上急性的多屬熱痛，慢性的多屬寒虛，大部分來就診的患者以慢性為多，因此也大多以溫通經脈、補養氣血為主。寒氣導致經脈不通，需要溫通經脈，會使用生薑、桂枝之類的藥材；氣血不足而致循環不佳，需要補養氣血，會使用黃耆、當歸之類的藥材。但平時保養遠比疼痛發作時用藥來得更重要。

建議久坐族每十分鐘起身動一動

寒濕導致疼痛，首先避免過多的寒涼食飲，比如冰品、飲料、生菜、生冷瓜果等等，應多食用溫暖行氣血的食材，如蔥、薑、辛香料等等。因退化而疼痛，要防止關節退化，蛋白質與鈣質不可少，蛋、奶、豆類都很有幫助；特別是缺乏蛋白質的年長者，更需要加量攝取。肝主筋、腎主骨，對補養肝腎有助益的核桃、杏仁、芝麻、山藥也可酌量攝取。應避免的則是加工食品，過鹹過油過度調味的

料理，以及精緻糖類。

　　生活上最應避免的就是使循環變差的習慣，比如碰冷水、吹冷風、進出冷氣房或冰庫等等；冬天要保暖，特別是露出的關節，如手指或膝蓋等等；久坐缺乏運動也是元兇之一，建議每十幾分鐘就起來動一動，增加運動量也對關節痠痛有幫助，同時也避免受傷。

氣功導引 → 基本功：馬步（詳見 P.020）
五禽之戲：前後虎掌（詳見 P.061）

穴位按摩

◆ 陽陵泉

兩腿皆有,位於小腿外側,腓骨小頭前下方,脛骨頭後下方凹陷處。

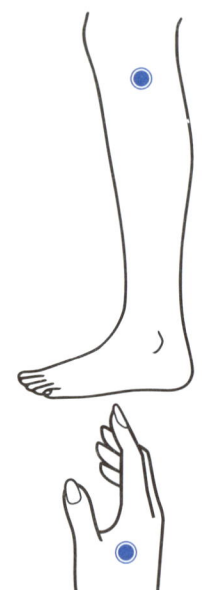

◆ 合谷

位於兩手虎口處,約在食指上掌骨中段向拇指之處,將拇指與食指捏起,突出的肌肉處即是。

> **筋骨僵硬**
>
> # 天一冷，動作不靈活反應遲鈍

「醫師啊，現在天氣一冷，我的腳又開始不聽話了」、「半夜的時候，會因為抽筋醒來」、「早上起床時，腳都僵硬得動不了」，秋冬一到，這樣的診間對話很頻繁，隨著年紀增長，動作不靈活，反應遲鈍，不敢像年輕時那樣又跑又跳，甚至天氣只要一涼，肌肉筋骨就變得僵硬，有些人還容易在夜間抽筋，這是怎麼回事呢？

缺乏活動，加上姿勢不良

筋骨僵硬的主因可能是缺乏活動，也是文明病。缺乏運動的肌肉得不到充分伸展或鍛鍊，自然就僵硬起來；在天寒時，氣血循環更不佳，得不到充足養分，肌肉也容易僵硬。因此我們會看到某些肌少症患者，明明肌肉已經比較薄了，卻相對地更為緊繃。另一個常見原因是姿勢不良，錯誤姿勢可能會讓部分的肌肉伸展不足，因長期收縮而導致肌肉僵硬，比如常彎腰駝背的上班族，更容易導致胸肌或背部緊繃。

中醫對於筋骨僵硬分外因與內因兩種，外因主要為寒氣，也就是「寒主收引」的概念，寒氣會導致氣血循環不暢、肌肉收縮，因此會說寒主收引，也就是天寒或受寒時，其筋骨僵硬的問題更容易發生。內因則是「血不榮筋」的概念，氣血沒走到筋骨去，養分不足，也沒帶走代謝產物，緊繃僵硬的現象就會更容易發生。

　　如果再加上氣血循行不利，還有可能會痛起來，也就是所謂的「痛則不通，通則不痛」。因此我們在治療上，會考慮以祛寒氣通經絡、養血活血的方式為主，像是桂枝、生薑就是典型祛寒通絡的用藥，當歸、川芎則是可以用於養血活血。

顧好氣血循環，做好保暖防寒

　　平時保養當然也可使用上述藥材，補充優質蛋白質也有助於補養筋骨，因此將上述藥材配合排骨或雞腿可成為一道佳餚，如果能飲酒的話，不妨加些米酒以活血通絡。少用寒涼的食物，包括溫度過低的冰品，或是性質寒涼的生冷瓜果，以避免體內寒氣過多，導致循環更差。

　　比起飲食，更重要的是顧好氣血的循環，一方面要避免外寒的影響，比如說天冷時穿暖，尤其是手腳末梢，必要時可用手套、毛襪等保留陽氣；也要避免吹風受寒，或是手摸冷水，特別是夜半時，盡量不要讓寒氣進入被窩。我們避開了外寒，同時也要促進體內循環，適當的運動鍛鍊，對於暢通血脈有幫助，無論是跑步、打球皆

可。但勿在天黑或起風下雨時外出，在運動告一段落時，體溫下降，會特別容易著涼，這時要特別小心。

氣功導引 ➡ 五禽之戲：白鶴張胸（詳見 P.075）
八段錦：左右開弓似射鵰（詳見 P.025）

穴位按摩

◆ 陽陵泉

兩腿皆有，位於小腿外側，腓骨小頭前下方，脛骨頭後下方凹陷處。

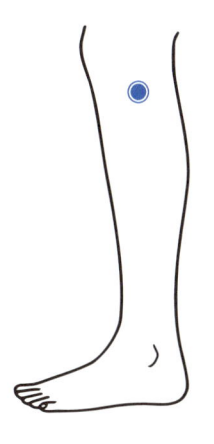

◆ 懸鍾

兩腿皆有，位於小腿外側，外踝尖上三寸，約四指幅，腓骨前緣凹陷處。

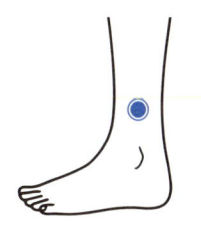

> 肌肉強度

遠離初老、改善骨鬆的解方

「你想瘦身嗎？你想凹凸有致嗎？」、「全身器官都會退化，只有肌肉不會」，最近在街頭上，越來越多這樣的廣告文案，形形色色的運動中心及健身房，也雨後春筍的四處設立，看來運動風氣越來越盛了！這是好事一件，就像我十幾年來一直推廣的，人要長壽健康，就要吃得對、睡得好、勤運動。對社會而言，可以促進群眾的健康、延緩老化；對醫療產業來說，也可以減輕負擔，把資源留給更有需要的人。

顧好肌肉從肝脾保養下手

運動的好處除了促進氣血循環、增加組織代謝、維持器官的年輕，還有肌肉量對身體的效用，包括保護重要器官、調整內分泌、改善骨質疏鬆；就巨觀來說，還可延緩老化，保持動作靈活，也可維持好身材。有了肌肉，讓人看起來更年輕，重點是遠離初老的疾病，也就是肌少症。

就中醫理論來說，筋屬於肝，肉屬於脾，因此要顧好肌肉，也就是筋與肉，當然也要從肝脾兩臟下手。肝喜調達，且為血海，氣血的充足與肌肉息息相關。氣血的生化來源為脾胃，所以脾胃好，氣血充足，肌肉才會強盛。

有許多調理脾胃的方藥有助於增長肌肉，比如君子湯、建中湯等系統，而氣血充足後，還需要肝的調達，因此逍遙散、四逆散等系統也會派上用場，這些加起來就有幾十個方劑了，可見中醫對於肌肉筋骨的重視。

不想老化就從練馬步開始

長肌肉的食療首推蛋白質，因為肌肉最主要的成分就是蛋白質。就一般人維持健康不掉肌肉的話，建議每公斤體重攝取 1 克以上的蛋白質，若是年長者易掉肌肉者，則建議攝取 1.2 克以上，但如果要長肌肉的話，則建議在 1.6 克以上。

當然攝取量越高，成效越好，但不建議過多，並非對身體不好，而是過多蛋白質其實是成為能量消耗而浪費掉的；至於多少是過多，目前沒有標準，從每公斤體重 2.5 到 3.5 克的數據都有，不過大家盡可放心，一般飲食是很難吃到那麼多的。

要避免退化，增加肌肉，當然就是多運動。針對肌肉最有效的是阻力訓練，在不受傷、不過度的原則下，盡量增加訓練容量，可說是不二法則；全身性的鍛鍊又比局部性的鍛鍊更有成效，這也是

為何我們導引術的基本功是馬步的原因，既可鍛鍊下盤穩定，也有效鍛鍊到大腿、臀部的肌肉，這是全身最大的肌群；馬步練好，可更進一步單腳蹲，所謂人老腳先衰，不想太快老化，就從練馬步開始吧。

氣功導引 ➡
基本功：馬步（詳見 P.020）
五禽之戲：右／左旋鹿奔（詳見 P.068）
八段錦：攢拳怒目增氣力（詳見 P.040）

穴位按摩

◆ **足三里**

兩腿皆有，位於小腿外側，外膝眼下三寸，約四指幅，脛骨緣向外旁開一寸，約一指幅之處。

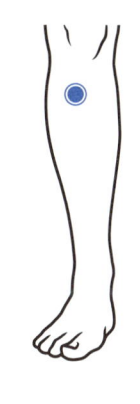

◆ **陽陵泉**

兩腿皆有，位於小腿外側，腓骨小頭前下方，脛骨頭後下方凹陷處。

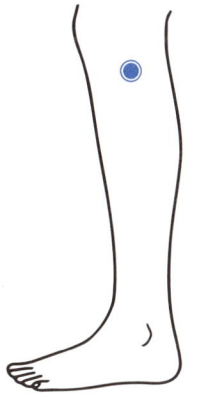

第六部

逆轉抗老

衰老主要由腎氣虧虛、脾胃虛損、痰瘀阻滯所致，
進一步引發五臟六腑的退化，
因此抗老就是要調理腎氣、脾胃與氣血循環。

> 更年期障礙

女性症狀明顯大過男性

　　人們總想永遠青春不老，然而生命中有個階段明確標示我們變老了，那就是更年期。男女皆有更年期，女性的症狀遠遠明顯於男性，也因此門診常有因月經紊亂的患者想恢復正常規律，然而此時月經不規律或不來才是正常的。患者覺得維持正常的月經週期，代表還沒踏入衰老的門檻，殊不知太晚停經，也會對身體造成風險。

荷爾蒙不足，導致月經異常

　　台灣女性的停經年齡，大致分布在 45 至 55 歲，以 50 歲左右為最高峰，這時因卵子用盡、卵巢功能衰竭，因此女性荷爾蒙不足，導致月經異常。同時又因荷爾蒙低下，有許多症狀會跟著出現，例如皮膚變差、頭髮稀疏、性功能下降、情緒陰晴不定等等，還有潮熱盜汗、睡眠不佳、心悸胸悶、腰痠背痛、肌肉痠痛、異常疲倦等，也是常見的症狀。

　　黃帝內經說「女子七七，任脈虛，太衝脈衰少，天癸竭，地道

不通」，便是描述更年期的這個現象，中醫與西醫生理學有個相近的理論，即是腎氣虛、衝任二脈衰、天癸絕、月經不通的生殖軸，說到底仍是先天元氣衰微。這時中醫與西醫看法也相同，該停經時就停經，有不適症狀再治療即可；如果該停經而不停，或停經後月經又復來，反而是不正常的現象。

因此治療上會以腎氣虛的補腎為根本，再看是否有其他的體質，如陰虛發熱、肝鬱化火、氣滯血瘀、脾胃虛弱等等，再分別予以治療。

更年期的飲食，當然還是以適時適量、營養均衡為主。因為年紀漸增，某些部分需要調整，比如蛋白質的吸收合成較差，需要增加蛋白質攝取的比例，特別是大豆及其製品；大豆除了蛋白質、膳食纖維充分以外，還能補充植物雌激素。

現在的醫學研究已經確認植物雌激素能改善更年期症狀，同時也對於預防女性癌症有保護作用，因此只要對大豆不會有不適，如過敏、脹氣者，都會建議適度增加大豆的攝取。就中藥來說，最有幫助的應該就是山藥了，還可適量取用核桃、百合、蓮子等改善更年期症狀。

更年期最重要的生活保養，應該是先對更年期有正確的認知，如月經紊亂、體力變差、皮膚變皺，是正常的老化進程。許多患者對於月經異常感到焦慮，造成莫大的心理壓力，因為心理會影響生理，反而讓症狀更嚴重。

接著再進行一些生活行為的改變，比如規律的生活作息與適當

的運動，特別是配合呼吸的導引術，讓氣血循環流暢，神經系統穩定。此時的情緒反應又比較強烈，適當的情緒變化是有益的，但勿過怒或過悲，可以培養一些對穩定情緒有益的興趣，如健走、唱歌、跳舞等等，也要適時尋求親朋好友的協助。

總之，這段期間依照體質不同，約莫三到五年，適當調理過後就一切如常了。 以下的養生導引與穴位按摩也可多練習，有助於紓解更年期症狀的不適。

氣功導引 ➡ 基本功：撮穀道（詳見 P.017）
八段錦：兩手攀足固腎腰（詳見 P.036）

穴位按摩

◆ **三陰交**

兩腿皆有，位於小腿內側，內踝尖上方三寸，約四指幅，脛骨後緣之處。

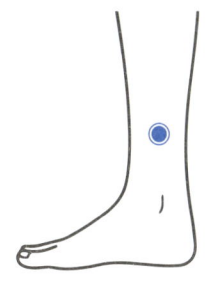

◆ **太溪**

兩腳皆有，位於內踝後凹陷處，約內踝尖與跟腱之中心點。

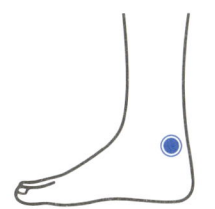

> 失智

連忘記什麼都不會意識到

「最近常常忘東忘西，出門老是忘記帶手機、錢包」、「我想做的事情，老是一回頭就馬上忘記了」，患者常常問了以後就會接一句「我是不是要失智了？」當然我知道這大多是玩笑話，其實身邊的長輩可能風險更高，如果真的是失智的話，會連忘記什麼都不會意識到。

比如健忘是去超市回來後想到忘記買雞蛋，但失智則會說根本沒去超市，就算他明明已經買東西回來；更嚴重的是，他可能不知道怎麼回家或不知道要回家。

健忘是正常老化，失智是大腦退化

失智是大腦退化引起，原因很多，大多是隨年紀老化的關係，也有因為腦血管病變、外傷或藥物等因素。失智與健忘不同，健忘可能會在事後想起剛剛的事情，或是記得某事而忘記細節，這是正常的老化現象，可以經由某些練習或加強記憶而改善。

但失智則否，除了完全不知道以外，還有可能會堅決否認，同時也伴隨著明顯的體能衰退、情緒和意志的改變，以及維持日常生活的困難，因而需要他人協助。

傳統醫學認為失智是由於腦髓空虛導致神機失用，因五臟皆與腦髓有關，因此這個退化是全面性的，比如年老腎衰而腦髓失養，氣血不足以養心而使神明失養，脾胃運化失常而致氣血生化不足以滋養腦髓等等。其他像痰瘀阻絡、肝氣不暢，都有可能蒙蔽心竅而導致失智的發生。

然而失智是經年累月退化的結果，在尚未出現徵兆前，可能就已經開始退化了。請務必在平時就調養好身體，以避免加速退化的進程。

刺激腦部，促進腦神經活化

失智的食療，同時也要兼顧體質。比如氣血虛，建議多補充肉、蛋、豆等優質蛋白質；如是痰濕為重，可使用薏苡仁、蓮藕等；如是偏氣滯血瘀，可考慮薑黃、山楂等；如要單純補腦力，根莖類、堅果類如核桃都是不錯的選擇。平時的飲食可考慮地中海型飲食，多補充蔬菜、堅果、魚類，避免過度加工食品，以及禁菸慎酒。

給予腦部刺激，以促進腦神經的活化，當然是最重要的！學習新事物，多動腦，最好對腦部有輸入與輸出的，比如唱歌、遊戲，甚至打牌、打麻將都有幫助，多嘗試不同活動，培養能持續的興趣。

避免久坐久躺或孤單一人缺乏互動。運動對於失智也有預防及改善的作用，一週持續 150 分鐘的運動，如快走、慢跑、游泳，還能改善體能，以避免需要他人照顧。據研究指出，透過導引術養生，包括八段錦、五禽之戲、太極拳等，不只能刺激腦部生長，也能有效延緩失智。

氣功導引 ➡ **五禽之戲：頭部按摩（詳見 P.045）**
五禽之戲：臉部按摩（詳見 P.047）

穴位按摩

◆ **百會**

位於頭頂正中線,前髮際後五寸,後髮際前七寸,約為與兩耳尖連線交叉點之處。

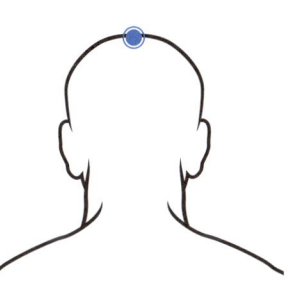

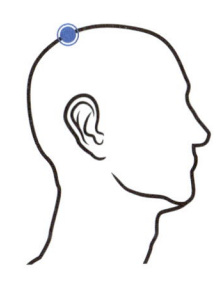

◆ **神庭**

位於頭頂正中線,鼻尖直上,前髮際後五分處。

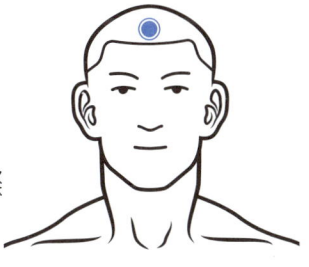

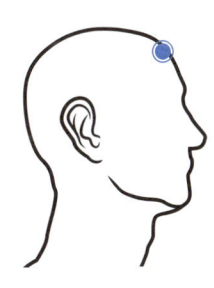

皺紋

是老化現象還是壓力太大？

「我最近臉上的紋路越來越深了」、「不動還好，只要一笑起來，臉上全是皺紋」，年紀增長，大家在意的老化問題，除了粗糙、暗沉、斑點、缺乏彈性外，就是細紋與皺紋了。雖然都是紋，但兩者略有不同，細紋是皮下組織缺乏彈性而產生的紋路，也就是大家熟知的膠原蛋白缺乏；而皺紋則是肌肉缺乏彈性產生凹陷，或是肌肉過於緊繃而擠壓所產生。

靜態紋路是老化，動態紋路是暫時

紋路也分為靜態紋路與動態紋路，動也不動時就有的紋路稱為靜態紋路，而臉部肌肉活動時才看得到的則稱為動態紋路。靜態紋路是真的老化，動態紋路只是暫時的，與我們臉部的活動有關，肌肉放鬆了就消失。但有可能因為肌肉緊繃過久，紋路就深深的留在皮膚上，即使肌肉放鬆了也沒消失；最常見的就是眉心間的懸針紋，當一個人急性子，緊張過度，眉頭深鎖過久，眉心的紋就越難撫平。

就中醫理論來說，除了正常衰老以外，屬於外因的風寒暑濕燥火，內因的怒喜憂思悲恐驚，都有可能加重紋路的深度。但就我的臨床經驗來說，外因只是暫時的，內因才是長期影響紋路的關鍵，像上述的懸針紋，壓力越大，焦慮越甚，紋路越明顯；嚴重時還會暴躁易怒，不聽人言，甚至影響睡眠。

　　就命理學來說，有這紋路的人性格剛烈，獨斷專行，因此命運大起大落；但反過來說，正因為有這樣的性格，才會產生這樣的紋路。這時請放鬆心情，輕輕的抹開紋路，讓情緒緩和一下吧。

適度臉部按摩或穴位刺激有幫助

　　要補充皮下組織，必定要有充足的營養以及良好的氣血循環。因此能調理脾胃的用藥，如山藥、葛根等，以及能促進循環的用藥，如丹參、紅花等，都能幫助減少細紋；尤其是後者，同時有助於改善暗沉與黑斑。

　　如是日常飲食，優質蛋白質必不可少，推薦以大豆為主的植物性蛋白，其中大豆異黃酮對減少細紋也有幫助。補充足夠的維他命C，可促進膠原蛋白生成，還能減少自由基的危害。

　　生活上最重要的還是防晒，紫外線會傷害皮膚細胞，不只是造成皺紋，還有黑斑、乾燥、脫皮，甚至皮膚癌，請務必重視。其次是避免抽菸、喝酒，勿過度化妝，保持心情愉快，充足的睡眠可提供細胞修復的時間，適當的運動可促進氣血循環，因此適度的臉部

按摩或穴位刺激有幫助，但也勿過度用力，以免傷害到皮下組織。

氣功導引 ➡ 五禽之戲：眼鼻按摩（詳見 P.049）

穴位按摩

◆ **瞳子**

位於兩眼外角之外，外眼角橫紋盡處，眼眶外緣之處。

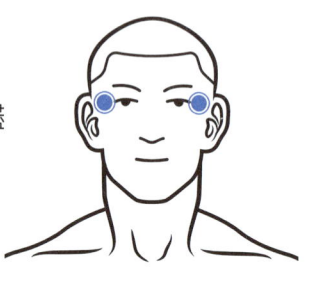

◆ **地倉**

位於嘴角外緣四分，約瞳孔直下與口角外交界處。

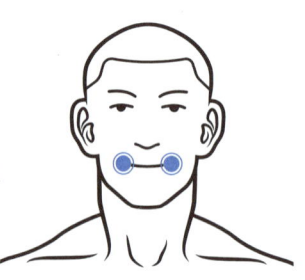

> 頻尿漏尿

除了退化，也可能有其他因素

「最近天冷，一摸冷水就想上廁所」、「晚上要起床小便好幾次」、「我不能搬東西，一搬小便就憋不住」、「只要一咳嗽小便就會漏出來」，這樣的狀況在年長患者中屢見不鮮，年紀越大，症狀越明顯，而且男女皆有。但女性較多，除了造成生理的不適以外，還會產生情緒上的壓力，導致焦慮不願出門，甚至需要包尿布的情況。

治療前需確切的鑑別診斷

雖然通常是年老退化的關係，但頻尿漏尿的原因其實很多，在治療前需要做確切的鑑別診斷。比如是否因為心臟衰竭，水分代謝不佳，導致夜間頻尿；或是膀胱無力、膀胱過動症，導致頻尿；或是盆底肌受傷或無力，導致憋不住尿意而漏出；或是睡眠品質不佳而導致夜間頻尿；也可能因為緊張焦慮而導致一點小便就想上廁所；甚至生活習慣不好，晚上攝取太多水分而導致夜間頻尿。

中醫治療當然也需要依照不同原因用藥，比如心臟為主，有心悸、疲倦、睡眠不佳的，以溫陽強心為訴求，如桂心、遠志等；以腎臟為主，帶有腰痠腿軟、小便清長的，則以溫腎助陽為訴求，如熟地、附子等；若是因為盆底肌無力，則需加強肌肉強度，除了上述用藥以外，還可加入山藥、芍藥等；若是因為膀胱炎者，則需以利濕為主，熱者清熱，如茵陳蒿、桑白皮等，寒者溫陽，如茯苓、薑皮等。

睡前兩小時或入夜後別喝太多水

　　若是偏虛者，有必要補養心腎之虛，比如蓮子、山藥就是常用的藥材兼食材；肌肉無力者，建議多攝取蛋白質，比如排骨、雞腿等，在夜市常見的四神湯，包括茯苓、山藥、芡實、蓮子，就是很好的處方，如果還有小便不順的話，再加上薏苡仁就更好了。

　　如是因為膀胱炎而頻尿者，建議多喝水，多小便，以改善發炎症狀，薏苡仁、綠豆等有清熱利水的作用，也可考慮適當使用。但要注意以上這些湯湯水水，請勿在晚上喝太多，以免夜間頻尿。

　　雖然我們在診間都建議睡前兩小時別喝太多水，但年長者水分代謝較差，可能有必要在入夜後就限制水分。一些水分較多的蔬果，如西瓜、大白菜等，也別在晚間吃太多。除了避免夜間頻尿以外，也可減少夜間起來上廁所而導致的受寒或跌倒發生。

　　運動對於強化心腎有幫助，因此慢跑、騎單車等有氧運動很推

薦，但如果是盆底肌無力的話，建議多蹲馬步，或多做提肛的動作，以補養腎氣，加強尿道括約肌的能力。

氣功導引 ➜ 基本功：馬步（詳見 P.020）
基本功：撮穀道（詳見 P.017）
八段錦：兩手攀足固腎腰（詳見 P.036）

穴位按摩

◆ **關元**

位於下腹部正中線，肚臍下三寸，約四指幅之處，或是肚臍至恥骨聯合之五分之三處。

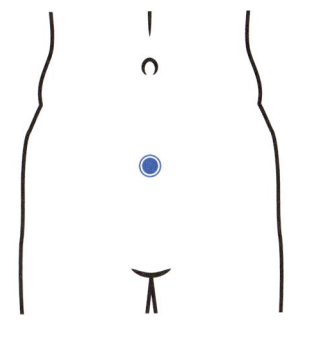

◆ **三陰交**

兩腿皆有，位於小腿內側，內踝尖上方三寸，約四指幅，脛骨後緣之處。

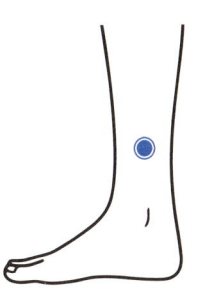

天際系列 034

50歲起這樣練，慢老中醫帶你增肌減脂、抗發炎、防失智：華佗80代傳人的凍齡導引術

作　　者／吳建東
攝　　影／謝文創
發 行 人／簡志忠
出 版 者／圓神出版社有限公司
地　　址／臺北市南京東路四段50號6樓之1
電　　話／（02）2579-6600・2579-8800・2570-3939
傳　　真／（02）2579-0338・2577-3220・2570-3636
副 社 長／陳秋月
主　　編／賴真真
專案企畫／沈蕙婷
責任編輯／沈蕙婷
校　　對／吳靜怡・沈蕙婷・吳建東
美術編輯／林韋伶
行銷企畫／陳禹伶・林雅雯
印務統籌／劉鳳剛・高榮祥
監　　印／高榮祥
排　　版／陳采淇
經 銷 商／叩應股份有限公司
郵撥帳號／18707239
法律顧問／圓神出版事業機構法律顧問　蕭雄淋律師
印　　刷／國碩有限公司
2025年10月 初版

定價390元　　ISBN 978-986-133-990-0　　版權所有・翻印必究
◎本書如有缺頁、破損、裝訂錯誤，請寄回本公司調換　　Printed in Taiwan

養生導引，有助於補養先天腎氣、後天脾胃消化吸收，所以會說「身體輕便，腹中欲食」，同時調理先天與後天的元氣，可說是一舉兩得。

——《50歲起這樣練，慢老中醫帶你增肌減脂、抗發炎、防失智》

◆ 很喜歡這本書，很想要分享

圓神書活網線上提供團購優惠，
或洽讀者服務部 02-2579-6600。

◆ 美好生活的提案家，期待為您服務

圓神書活網 www.Booklife.com.tw
非會員歡迎體驗優惠，會員獨享累計福利！

國家圖書館出版品預行編目資料

50歲起這樣練，慢老中醫帶你增肌減脂、抗發炎、防失智：華佗80代傳人的凍齡導引術／吳建東 著.
-- 初版. -- 臺北市：圓神出版社有限公司，2025.10
176面；17×23公分. -- （天際系列；34）
ISBN 978-986-133-990-0（平裝）

1.CST：氣功 2.CST：養生

413.94　　　　　　　　　　　　　　　　114011437